健康传播与护理

（案例版）

主　　编　刘永兵　秦宗财　丁亚萍　田建丽

副主编　侯　苹　段　培　涂加园　王　颖

编　　委（按姓氏汉语拼音排序）

陈　申（南京医科大学护理学院）　　　　　丁亚萍（南京医科大学护理学院）

段　培（扬州大学护理学院·公共卫生学院）　房晓君（承德医学院附属医院）

高璞真（扬州大学新闻与传媒学院）　　　　侯　苹（扬州大学护理学院·公共卫生学院）

蔺诗杰（扬州大学新闻与传媒学院）　　　　刘彦麟（南京医科大学康达学院）

刘永兵（扬州大学护理学院·公共卫生学院）　冒鑫娥（江苏省苏北人民医院）

秦静雯（扬州大学附属医院）　　　　　　　秦宗财（扬州大学新闻与传媒学院）

孙慧平（扬州大学护理学院·公共卫生学院）　田建丽（承德医学院护理学院）

涂加园（扬州大学护理学院·公共卫生学院）　王　颖（承德医学院护理学院）

徐慧文（扬州大学护理学院·公共卫生学院）　薛　谨（扬州大学广陵学院）

薛慧萍（南通大学附属医院）　　　　　　　张金燕（承德医学院附属医院）

张莉萍（南京医科大学第一附属医院/江苏省人民医院）　张伊柠（扬州大学护理学院·公共卫生学院）

科 学 出 版 社

北 京

内 容 简 介

我国健康传播领域专业人才资源匮乏，新闻从业者缺乏良好的医学相关知识背景，专业医护人员缺乏利用媒体参与正向健康传播的意识和能力，使得当下伪健康信息挤占健康资源空间。迫切需要培养具有健康传播能力的跨学科人才，满足我国对于健康传播服务的需求，助力健康中国建设。

《健康传播与护理（案例版）》共包括 7 章内容，使学生对健康传播知识和技能有了全面而清晰的认识。分别为：健康传播概述、健康传播对行为与生活方式的影响、健康传播的主体、健康传播信息及媒介的选择、护患传播的方法和技巧、健康传播效果评价、健康传播作品制作。每个章节均以案例导入，使学生对我国健康传播现状有整体了解；掌握健康传播相关知识和技能；学习根据社会需求准确传播健康信息的方法和手段；最后制作合格的健康科普视频，传播健康科普知识。

本教材可供护理专业本科生及研究生使用，也可供相关研究人员参考使用。

图书在版编目（CIP）数据

健康传播与护理：案例版 / 刘永兵等主编. -- 北京：科学出版社，2024.7. -- ISBN 978-7-03-078943-3

Ⅰ. R193；R47

中国国家版本馆 CIP 数据核字第 2024LZ3338 号

责任编辑：王 颖/责任校对：宁辉彩
责任印制：赵 博/封面设计：陈 敬

科 学 出 版 社 出版
北京东黄城根北街 16 号
邮政编码：100717
http://www.sciencep.com

北京富资园科技发展有限公司印刷
科学出版社发行 各地新华书店经销
*
2024 年 7 月第 一 版 开本：787×1092 1/16
2025 年 3 月第二次印刷 印张：8
字数：230 000
定价：49.80 元
（如有印装质量问题，我社负责调换）

前　言

　　本教材是为了适应我国高等教育发展新形势和响应党的二十大报告中"推进健康中国建设"，将保障人民健康放在优先发展的战略位置，以培养具有健康传播能力的高素质护理人才为目标，以促进护理本科生实施健康传播为导向，以现行教学大纲为纲领，结合《健康中国行动（2019—2030年）》相关内容和要求，以案例与教学内容相结合为编写模式，突出知识的系统性、科学性和实用性。本教材不仅适用于护理专业本科生及研究生学习使用，而且可作为健康管理人员进行健康传播教育的参考资料。

　　"要把科学普及放在与科技创新同等重要的位置。"《健康中国行动（2019—2030年）》中要求建立并完善健康科普专家库和资源库，构建健康科普知识发布和传播机制；建立医疗机构和医务人员开展健康教育和健康促进的绩效考核机制；医务人员掌握与岗位相适应的健康科普知识，并在诊疗过程中主动提供健康指导等。因此，在推进健康中国建设背景下，做好健康传播教育是非常重要的环节。

　　本教材正是在以上政策指导下编写而成。我国健康传播领域专业人才资源匮乏，新闻从业者缺乏良好的医学相关知识背景，专业医护人员缺乏利用媒体参与正向健康传播的意识和能力，使得当下伪健康信息挤占健康资源空间。迫切需要培养具有健康传播能力的跨学科人才，满足我国对于健康传播服务的需求，助力健康中国建设。

　　为了使学生对健康传播知识和技能有全面而清晰的认识，本教材分别从健康传播概述、健康传播对行为与生活方式的影响、健康传播的主体、健康传播信息及媒介的选择、护患传播的方法和技巧、健康传播效果评价、健康传播作品制作这7章来介绍。

　　每个章节均以案例导入，使学生对我国健康传播现状有整体了解；掌握健康传播相关知识和技能；学习根据社会需求准确传播健康信息的方法和手段；最后制作合格的健康科普视频，传播健康科普知识。

　　本教材具有以下几个特色：

　　1. 选题符合健康中国战略　《中共中央关于制定国民经济和社会发展第十四个五年规划和二〇三五年远景目标的建议》指出："全面推进健康中国建设。把保障人民健康放在优先发展的战略位置，坚持预防为主的方针。""健康知识普及行动"作为《健康中国行动（2019—2030年）》十五项行动中的第一项，要求在健康知识普及方面，应当坚持共建共享理念、突出未病先防思维，做到以人民为中心的健康知识普及。本教材全面准确阐述了健康传播与护理的基本理论、基础知识和基本技能，为护理学生开展健康传播活动提供了有力支撑。

　　2. 教学内容融入最新科研成果　本教材更加侧重学术和科研知识与教学的融合，反映护理学科教学和科研最新进展，以及社会和科技发展对人才培养提出的新要求。让护理学生在学习健康传播与护理基本知识与技能的同时，提高其健康管理能力及学术能力。

　　3. 教学模块与护理学生需求紧密衔接　本教材遵循教学规律和人才培养规律，能够满足护理学生对教学的需求。本教材共分7章，章节内容与护理学生在校期间或未来工作过程中可能面临的健康传播问题和困境紧密联系，基本覆盖护理学生学习期间所应掌握的所有健康传播知识和技能，结构严谨、逻辑性强、体系完备，反映学科特有的思维方式。本教材为护理学生解疑答惑，教其应对方式，引导其积极向上、奋发进取，培养其健康传播能力，并为今后走上工作岗位奠定坚实基础，对护理学生起到良好的引导和教育作用。

　　4. 教学方法符合大学生学习特点　应用案例式教学法编写本教材，从健康传播现状、健康传播的主体、健康传播的受众、健康传播的形式、健康传播效果、健康传播作品制作等方面编写案例，吸引学生关注，并以布鲁姆教育目标分类学经典教学理论作指导，使学生从学会知道、学会做到，最终学会发展，达到学习和教育目标。

本教材得到扬州大学精品本科教材建设工程项目、教学改革研究课题（创新创业教育改革专项）资助。本教材的编写得到健康传播与护理课程组全体教师的大力支持，从指导思想、总体框架、案例选择、内容设计等，无不凝聚着老师们的心血和汗水，对他们的付出表示衷心的感谢！也对本教材编写过程中所有给予我们帮助的各位同仁表示真挚的谢意！

刘永兵　秦宗财　丁亚萍　田建丽

2023 年 8 月 20 日

目 录

第一章　健康传播概述 ……………………………………………… 1
　第一节　健康传播的定义及类型 ………………………………… 1
　第二节　健康传播的要素 ………………………………………… 4
　第三节　健康传播的过程和模式 ………………………………… 7
　第四节　健康传播的相关理论 ………………………………… 12

第二章　健康传播对行为与生活方式的影响 …………………… 15
　第一节　健康传播活动与行为 ………………………………… 15
　第二节　个体心理认知与行为 ………………………………… 22
　第三节　信息与媒体对行为的影响 …………………………… 26
　第四节　传播活动对健康相关行为的影响 …………………… 31

第三章　健康传播的主体 ………………………………………… 37
　第一节　概述 …………………………………………………… 37
　第二节　健康传播者的媒介素养与传播能力 ………………… 40
　第三节　健康传播的伦理原则 ………………………………… 44
　第四节　融媒体时代健康传播者的传播能力 ………………… 48

第四章　健康传播信息及媒介的选择 …………………………… 52
　第一节　健康传播信息与符号 ………………………………… 52
　第二节　传播媒介的选择与使用 ……………………………… 57
　第三节　健康传播信息开发与精准传播 ……………………… 62

第五章　护患传播的方法和技巧 ………………………………… 68
　第一节　护患沟通的技巧 ……………………………………… 68
　第二节　显示职业素养的技巧 ………………………………… 75
　第三节　健康传播材料使用的技巧 …………………………… 82
　第四节　有效护患传播的特点 ………………………………… 88

第六章　健康传播效果评价 ……………………………………… 95
　第一节　健康传播效果的层次和指标 ………………………… 95
　第二节　健康传播活动效果的影响因素 ……………………… 98
　第三节　评价健康传播活动的标准 ………………………… 104

第七章　健康传播作品制作 …………………………………… 108
　第一节　健康传播作品要求 ………………………………… 108
　第二节　健康传播作品制作方法 …………………………… 112
　第三节　健康传播作品展示及评价 ………………………… 118

第一章　健康传播概述

学习要求：

识记：健康传播的定义及健康传播要素。

理解：健康传播的分类及特点。

运用：能根据健康传播活动的目的采取合适的健康传播过程和模式。

第一节　健康传播的定义及类型

案例 1-1

新老传播形式共存，新媒体传播发展迅猛

在健康教育领域，传统与现代传播方式并存，各有特色。传统健康教育主要依赖集中授课、开展宣传义诊活动、分发宣传单和张贴宣传海报，此外还通过报纸、杂志、广播和电视进行信息传播。随着移动互联网的普及，新媒体以其出色的互动性、高效的传播效率、快速的传播速度、广泛的覆盖范围、大量的信息内容、高度的时效性、多样的形式和强烈的个性化特点，逐渐成为人们偏爱的传播渠道。特别是在《国务院关于实施健康中国行动的意见》发布之后，新媒体在健康信息传播上达到了一个新的高峰。2019 年 8 月 19 日，随着中国医师节的到来，健康信息传播的热度再次升温。在众多信息来源中，微博以 64.55% 的占比领先，显示出其在网民中的广泛影响力。

问题：

1. 从传播方式来看，新媒体与传统媒体对健康教育的社会影响有何不同？

2. 如何保障新媒体传播健康信息的准确性和可信性，以免传播非科学信息？

健康传播是一门涉及领域广泛的研究和实践，它关乎着人类福祉、社会发展和医疗领域的进步。健康传播的目的有以下几点：增强民众有关健康问题的知识和意识；影响民众对于健康问题的态度和行为；展示健康的行为方式；展示公共健康行为的改变带来的好处；推动有关健康问题的政策；增强对健康服务的需求和支持；澄清有关健康问题的误区。传播健康信息的主要目的是通过提高健康素养来影响人们在健康方面做出有利选择，通过告知民众增进健康的方式，降低并避免健康风险。有效的健康传播必须针对具体对象和情形。在当今信息时代，健康传播的重要性愈发凸显，因为它不仅涵盖了医疗信息的传递，还包括了健康教育、宣传、政策传播以及促进健康行为和社会变革的方方面面。

一、健康传播的定义

人类社会的信息传播行为具有明显的过程性和系统性。首先，从传播的构成要素进行分析，传播是一个有结构的连续的活动过程，构成这个过程的最基本要素是传播者、信息和受传者。其次，从社会的层面综合考虑，传播是由相互联系和相互作用的各个部分构成的社会运行系统，这个系统的运行不仅受其内部各要素的制约，而且受到外部环境的影响。

专门聚焦于健康方面的传播，即健康传播（health communication），这一术语起源于 20 世纪 70 年代。在我国，健康传播作为一个公共卫生概念，自 20 世纪 90 年代起被广泛接受。至今，国内外学界尚未就健康传播的定义达成一致。广义上，健康传播涵盖了所有涉及健康内容的人类传播类型。具体操作层面上，健康传播指的是通过各种渠道，利用不同的传播媒介和方法，收集、制作、传递和分享健康信息，以维护和促进人类健康的过程。健康传播活动则是指运用健康传播策略，以告知、影响和激励公众、社区、组织机构（包括政府、非政府机构、社会团体等）、专业人员及决策者，促使他们掌握健康知识与信息、转变态度、做出决策，并采纳有利于健康的行为干预活动。

小链接　　　　　　　　**《"十四五"卫生健康标准化工作规划》**

为贯彻落实党中央、国务院决策部署，做好"十四五"时期卫生健康标准化工作，根据《卫生健康标准管理办法》等规定，国家卫生健康委员会研究编制《"十四五"卫生健康标准化工作规划》（以下简称《规划》）。《规划》坚持以习近平新时代中国特色社会主义思想为指导，贯彻落实习近平总书记关于标准化工作一系列重要论述，对"十四五"时期卫生健康标准化工作总体要求、主要任务、重点领域、保障措施做出顶层设计和战略部署，是指导今后五年卫生健康标准化工作的纲领性文件。《规划》立足新发展阶段、贯彻新发展理念、紧扣高质量发展，明确了"十四五"时期卫生健康标准化工作指导方针，为做好未来五年卫生健康标准化工作指明了方向、提供了遵循。

二、健康传播的类型

健康传播是一个多元化而复杂的领域，涵盖了广泛的主题和实践，以促进个体和社会的健康。我们将按照传播的内容和目的、健康传播的不同方式和渠道以及健康传播的性质对健康传播进行分类。这种分类有助于我们更好地理解不同类型的健康传播活动以及它们的重要性。

（一）根据传播内容和目的分类

1. 医患传播　涉及医生和患者之间关于疾病诊断、治疗及康复等方面的信息和情感交流。有效的医患传播不仅对医务人员做出准确诊断至关重要，而且有助于患者做出知情的决策，并接受适当治疗。医患沟通技巧是医学职业技能的核心，它在确保准确问诊、建立医患信任关系、提高患者依从性、改善治疗效果、减少疾病复发和医疗事故等方面发挥着关键作用。若医务人员缺乏基本的人际沟通技巧，可能导致误诊、误治、患者不满、医患关系紧张，甚至引发医患纠纷等严重问题。

2. 健康教育　是一个旨在就各类健康议题对人们进行教育的过程。这一过程不仅包括有计划地向个人和群体传播健康信息，还涉及传授保持健康的方法，并实施针对健康的行为干预。其核心目标是激发人们形成对健康有益的态度和价值观，从而培养并维持有利于健康的行为和生活方式。在实施健康教育活动时，教育学的相关理论和行为改变理论常被用作指导。

3. 健康促进　是一个旨在提高个人和群体保护及促进健康能力的过程。它专注于激发社会各界、各类机构以及个人的积极性和责任感，通过采用倡导、赋权和协调等策略，动员全社会共同参与并采取有利于健康的行动，从而保护和促进公共健康。健康促进的工作范围广泛，包括推动制定有利于健康的政策、创建或改善支持性的健康环境、帮助人们发展健康技能，以及促进提供以预防为导向的健康保健服务等多个方面。

4. 公共卫生　是一门跨学科领域，旨在维护和改善整个社会或人群的健康和福祉，通过预防疾病、促进健康、管理健康危机、推动卫生政策和提供健康教育来实现这一目标。主要包括：①建立良好的医患关系，包括医疗卫生系统和医护人员与患者和公众之间的信息与情感互动关系；②满足个人对健康信息的需求，包括疾病防治，康复和卫生服务等方面的信息；③提高患者对治疗方案的依从性；④公众健康的信息构建或健康传播活动的开展，如健康知识讲座、健康咨询、媒体健康倡导活动等；⑤开展风险传播；⑥宣传健康专业人员的职业文化，树立医疗卫生行业社会权威，提高医护人员职业凝聚力和职业自豪感；⑦为公众提供就医指南和公共健康资源使用教育的相关活动。

5. 风险传播　风险传播与公共卫生之间存在密切的关系，它们都关注了在突发公共卫生事件中有效地管理和传达风险信息以保护公众的健康和安全。风险传播指的是在突发公共卫生事件中，在环境复杂且不断变化的情况下，与公众进行关于感染风险、侵害风险或其他相关健康风险的平等和开放沟通过程。这一过程涵盖了鼓励社区参与讨论环境或其他健康危险因素，并寻找方法来消除或减轻这些风险。风险传播的目的是在公众中建立对潜在健康威胁的正确理解，促进有效的风险管理和应对策略。

（二）根据传播方式和渠道分类

1. 人内健康传播　主要研究传播者的健康信念、态度、价值等心理过程，以了解它们对健康保健服务提供行为的影响。人内健康传播的主要任务是学习健康相关政策、法规、理论和证据，做出有益于保护和促进健康的决定。

2. 人际健康传播　研究人际传播对健康后果的影响，主要涉及医患关系、健康教育和健康促进等领域。这包括开展患者咨询、提供健康咨询、行为指导以及传授健康保健技能等活动。在人际健康传播过程中，主要的障碍之一是社会距离，这是指经济、社会和文化背景差异所导致的医疗保健人员与患者目标群体之间的沟通隔阂。为了有效地消除这种鸿沟，医患双方都应致力于加强建设性的对话和交流，这对于实现更顺畅的医患沟通至关重要。

3. 群体健康传播　群体健康传播的研究主要关注传播活动在提升群体健康水平方面所能发挥的关键作用。这个研究领域涵盖了医护人员、健康保健专家、社会组织成员、伦理学委员会成员以及家庭等多个群体成员之间的健康信息共享。重点在于如何通过有效的沟通促进这些不同群体间的健康信息交流，并共同做出有助于健康保健的决策。这种跨领域的信息交换和协作对于构建全面的健康保健策略，提高整体社区的健康水平具有重要意义。

4. 组织健康传播　着重于探讨如何在复杂的医疗保健系统中有效运用传播活动。这涉及协调不同的组织机构、动员健康专家和专业人士以及共享关键的健康信息。其主要目标是促进多学科健康服务的有效提供，并加强对各种健康危险因素的防控。通过这种方式，组织健康传播旨在建立一个更加协调和高效的健康传播网络，从而提高整体的医疗保健服务质量和效率。

5. 社会健康传播　关注于健康相关信息的编撰、发送和应用。这些信息通常通过大众媒体传播，目的在于促进健康教育和提升医疗保健实践的有效性。与社区紧密合作，并全面促使社区成员参与到传播活动中，是提高传播效率的关键。高效的健康传播活动的核心目标是激发人们的实际行动，而不仅限于知识的传递。这样的传播策略旨在实现更广泛的健康意识提升和行为改变，从而在社区中促进持续的健康和福祉提升。

（三）根据健康传播的性质分类

1. 劝服性或行为性传播　主要涉及劝导特定人群接受特定的健康理念或行为模式。这不仅包括直接的劝说技巧，还包括社会市场营销技术的运用。这种传播方式旨在通过有针对性的信息和策略，影响人们的态度和行为，从而促进健康相关的积极改变。

2. 媒体倡导　指的是利用大众媒体的传播策略，以推动社会和公共政策领域的行动和变革。这种方法通过媒体渠道传达关键信息和观点，旨在影响公众意识和政策制定者的决策，进而促进社会正义和公共利益。

3. 娱乐性教育　指通过娱乐媒体和娱乐内容，如电视节目、电影、戏剧、小人书、广播剧等，来传达有益于社会、健康、环境等议题的信息和教育。娱乐性教育的目标是结合娱乐的吸引力和教育的目的，以激发观众的兴趣、提高他们的意识、传递有益的信息、促进有益的行为和态度改变。

4. 互动性健康传播　是一个过程，其中消费者、患者、保健人员和专家等个体通过电子设备或传播技术，进行获取和传递健康信息，或接收健康指导和支持的互动。这种形式的传播侧重于利用技术手段，如互联网和移动应用等，以实现双向或多向的沟通，从而使健康信息交流更为个性化和即时。

5. 发展性传播　着重于传播有关发展问题、政策和实践的信息，以便推动社会变革、减轻贫困、改善卫生和教育等方面的情况。

6. 参与式传播　是一种沟通策略，它特别强调邀请目标受众积极参与到传播活动的各个阶段，包括计划的制订、实施过程以及后续的评估。这种方法的核心在于赋予受众更大的声音和决策权，确保传播活动更贴近他们的需求和期望，从而提高活动的有效性和相关性。

案例1-1 分析讨论

1. 新媒体传播方式相较传统方式在几个方面产生不同的效果和社会影响。首先，新媒体具有更高的互动性和参与度，使用户更容易参与和分享健康信息，提高了传播效果。其次，信息传播速度更快，能够实时更新，尤其适合传达紧急信息。再次，新媒体还能够提供个性化的信息，满足用户需求，增加参与度。最后，社交媒体的广泛应用拓宽了健康信息的覆盖范围，引发社交共鸣，进一步提高信息传播效果。

2. 确保新媒体传播的健康信息准确可信至关重要。可采取以下措施：确保信息源头可信，如来自权威机构；事实核实和验证信息；依据科学证据传播信息；提高信息传播的透明度；培训从业者以正确传播信息；强化社交媒体平台的审核和监管；建立反馈机制，允许公众报告不准确信息。这些步骤将有助于提高新媒体传播的健康信息的准确性和可信度，维护公众的健康和福祉。

问题与思考

调查显示，我国目前正面临着人口老龄化和慢性病高发的现状。

《2020年国民健康调查报告》显示，人们心目中的"健康"和"生活"越走越近，"健康"已经融入我们生活的方方面面。健康标签的前三位分别是"心理状态好""睡得好""肠胃好"，而"不生病"仅仅排在第四位。由此可见，人民群众对健康有了更具体化、更细致化的需求。

问题：

1. 以上数据反映了哪些问题？

2. 你认为应该如何应对？

第二节　健康传播的要素

案例1-2　　打造健康科普文化传播的会议交流平台

2022年6月18日，由中华中医药学会主办的"2022中国中医药健康科普文化传播大会"召开。大会以"赋能健康科普、弘扬中华文化"为主题，通过线上直播，打造权威的健康科普文化传播交流平台，众多国医大师、院士，中医药医疗、教育、科研、产业、文化等领域中医药工作者齐聚一堂，开展深层次、全方位交流，促进中医药文化科普传播，助力中医药高质量发展。

问题：

1. 此次大会是否成功实现了健康传播的目标？能否具体阐述其实现这一目标的关键步骤和环节？

2. 如何综合评估这次大会在传播效果上的成就？

健康传播活动具有其独特的传播模式，这种模式的差异直接影响着传播人员和渠道的选择、信息的挑选，以及最终的传播效果。在具体的健康传播过程中，每一项活动的实施都是基于美国著名传播学家哈罗德·D.拉斯韦尔（Harold D.Lasswell）提出的"5W"传播模式。然而，在健康传播中，对传播效果的评估尤为关键，无论是过程评估还是效果评估，都采用了定量和定性调查的结合方法。这种评估方式是获取传播活动反馈的有效手段，因而强调了效果信息反馈对健康传播活动的影响，以及双向信息交流的重要性。其传播流程可以概述为"传播者→信息→渠道→接收者→反馈（效果）→传播者……"形成一个闭环的、持续循环的过程。在这个模式中，每个循环都为下一轮传播活动提供更有价值的反馈，从而更有效地准备资料，并持续优化传播策略。

中国健康教育中心是中华人民共和国国家卫生健康委员会直属事业单位，负责全国健康教育与卫生健康新闻宣传工作的技术指导，开展相关理论与实践的研究，承担全国健康教育与卫生健康新闻宣传大型活动的组织实施及信息管理、媒体联系、业务培训，卫生健康题材广播、电视专题栏目的制作和播出，与相关电视频道、栏目、新媒体开展合作，组织制作卫生健康影视节目等。

一、健康信息的传播者

在传播活动中，传播者通常指掌握或拥有信息的个人或机构。这一概念在大众传播和人际传播中均适用，且传播者与信息紧密相关。在大众传播领域，传播者往往是媒体机构中的编辑和记者，他们负责处理和发布信息。而在人际传播中，信息的持有者本身就扮演了传播者的角色。与大众媒体领域的传播者主要处理面向公众的信息不同，健康传播领域的传播者则专注于具有专业性质的信息，即健康知识和信息。

健康传播者也就是拥有健康知识与健康信息的人。因此，一般性质的健康信息可以为多种人群所拥有，大众媒体的专业传媒人士、社会活动家、教师与学生等，任何对卫生与健康信息感兴趣的人士都可以成为健康传播者。由于卫生工作的专业性，与普通卫生信息不同的健康知识却具有专业性强的特点。卫生专业技术人员一般来说是接受过医学的专业教育，拥有医疗卫生领域的专业知识，同时成为健康知识的提供者与健康传播的执行者。

在健康传播领域，传播者的角色至关重要，直接影响着传播活动的执行与成效。为了确保健康传播活动的成功，健康传播者必须具备深厚的卫生与健康领域的专业知识，并熟练掌握新闻传播领域的相关技能。然而，由于医学专业和传播专业在教育体系和社会机构设置中存在显著差异，这两个领域的专业人员在学科背景和工作性质上往往有较大的差距。卫生专业通常隶属于医学院校，而传播学则属于新闻学院的教学范畴；在社会机构层面，卫生专业人员一般由卫生部门管理，而传播专业人员则归新闻宣传部门管理。

面对这种跨学科的挑战，从事健康传播的专业人士需要具备这两个领域的综合知识和技能。这意味着他们不仅需要掌握丰富的医学专业知识，还需具备传播学的专业素养。具备这种双重素质的健康传播者能够更有效地将卫生健康知识和信息传递给目标受众，同时根据受众的具体需求选择最合适的传播媒介，从而实现有效的健康传播。因此，培养具有医学和传播学双重背景的专业人才对于提升健康传播的质量和效果具有重要意义。

二、健康传播的渠道

健康传播的渠道是承载和传播健康信息的载体。健康传播的渠道多种多样，可以采用报刊、广播、电视等面向社会全人群的大众传播渠道，可以采用口头交谈、专家咨询、健康知识培训、医生家访等面向个体或小群体的人际传播渠道，也可以通过卫生健康机构组织的专题会议、健康信息发布会等。

在健康传播的实践中，选择合适的传播渠道对活动的成效具有直接影响，因为不同的渠道拥有各自的特点和功能。在大众传播中，传播的信息面向社会大众，具有公开性和普遍性，这通常依赖于先进的传播技术和产业化手段进行大规模信息的生产、复制和传播。然而，这种传播方式往往是单向的，缺乏及时反馈。与此同时，报刊、广播、电视等大众媒体各有其独特特征和应用原则。相对于大众传播，人际传播具有直接性、简便易行、反馈及时和交流充分的优点，但它在单次传播的信息量、信息的保真性和外部因素影响方面存在局限。

对于健康传播媒介的选择，应基于传播受众的需求、传播内容以及受众所在地区的经济文化环境等因素做出决策。关键要素包括确保传播内容的有效性、针对目标受众的特点进行传播，以及传播媒介的易获得性。例如，美国的健康信息传播更多采用人际传播和组织传播方式，在家庭和社区内实现。同样地，在中国进行的联合国儿童基金会健康教育项目也主要采用人际传播和组织传播方法。此传播策略的选择基于项目初期的基线调查，特别是关于受众偏好的传播途径的调查结果，同时也基于以下媒介选择原则：

1. 针对性地选择传播媒介　应根据目标受众的特性、所在区域环境、传播范围的大小、所需传递的信息量和时间要求等因素，挑选最适合的传播媒介。例如，在文盲率较高的地区，应避免使用以文字为主的印刷媒介；相反，在互联网普及率较高的城市，网络传播将是更合适的选择。

2. 选择渠道简单的媒介　简单的传播渠道可以加快信息的传递速度，从而在短时间内有效地向目标受众传达健康信息，减少因复杂渠道导致的信息丢失或失效。

3. 考虑媒介的可获得性　即使媒介速度快捷，但若目标受众无法方便地获取这些媒介，则传播效果将大打折扣。因此，应根据目标地区对不同媒介的覆盖情况和使用习惯来决定合适的传播媒介，避免选择那些目标受众难以获得或未普及的传播途径。

4. 关注经济效益　在保证社会效益的基础上，进行成本效益分析，以追求最佳的经济效益。在选择健康传播媒介时，应优先考虑那些成本相对较低，同时在社会效益和经济效益上表现良好的传播方式。

三、健康传播中的受众

在健康传播中，关键的概念之一是健康传播受众（audience），指接收健康信息或参与健康传播活动的个体或群体。不同的健康传播内容往往针对特定的目标受众群体，这些受众的信息偏好由其生活方式、兴趣爱好、教育背景等因素决定。例如，对养生保健内容感兴趣的受众会对相关传播信息表现出更高的关注度。因此，健康传播受众呈现出目的性和需求的差异性。在进行有效的健康传播时，必须精准识别并考虑到受众群体的个性化差异，根据他们的特定需求制定和提供健康信息。只有当健康传播内容与特定受众层次的需求相匹配时，传播效果才能达到最优化。

在健康传播的过程中，信息接收者不仅是被动的接收方，而且是具有主观能动性的个体。他们对健康信息的选择和接受常常是主动和有意识的。在接收来自健康传播者的信息时，信息接收者不仅可以选择性地接受信息，还可以通过各种途径向传播者提供反馈。这种双向交流的本质增加健康传播的复杂性和互动性。

因此，对于健康传播者而言，了解和分析受众的信息反馈至关重要。这不仅可以帮助传播者了解其传播内容的接受度和效果，还可以促使他们根据受众反馈调整和优化传播策略。收集受众反馈的方式多样，可以包括直接的交流反馈、在线评论、社交媒体互动、问卷调查等。通过综合分析这些反馈，健康传播者能够更精确地把握受众需求，从而使其传播内容更加具有针对性和有效性。

四、健康信息的选择

健康信息，涉及与人类健康相关的各种状态及其表述，包含人体健康、心理状态和社会适应能力相关的广泛知识、技能和行为模式。例如，有关吸烟的健康风险、艾滋病的预防策略，以及高盐饮食与高血压之间的关联等，都属于健康信息的范畴。在众多的健康信息中，筛选出符合受众需求的内容是健康传播的关键环节，这也是体现"以受众为中心"理念的重要实践。

在健康传播过程中，选择的传播内容应完全围绕受众的需求进行。这意味着传播者需要深入了解受众关注的健康问题，并根据该因素，选择最适合受众的健康信息。与此同时，在健康传播中，传播者不仅是信息的筛选者，也是质量的把关人。换句话说，他们负有过滤和确保所提供信息质量的责任。这包括从大量的健康信息中筛选出真实、科学且符合传播条件的内容，排除虚假或误导性的信息。有效的信息选择不仅要求传播者能够准确辨别信息的真伪，还要求他们考虑信息是否符合传播需求和受众的理解能力。这意味着选择的健康信息应具有实际操作性，易于受众学习和模仿，同时在表述上应简洁明了、通俗易懂。

因此，在健康传播中，信息的选择应坚守以受众服务为核心的原则。这包括保证健康信息的科学性、针对性、适用性、指导性和通俗性，同时也要考虑传播符号的普遍接受性。在坚持这些原则的同时，传播者应深入分析目标受众的需求、当地的实际情况以及适宜的传播手段，以确保健康传播的有效性和受众的易接受性。这种方法不仅有助于提高信息的吸收和理解，而且能够有效提升整体的传播效果。

五、传播效果的评估

健康传播效果指的是在目标受众接收健康信息之后，在其健康知识、态度以及健康行为等方面所发生的变化。任何健康传播活动都旨在引发受众的某种形式的变化，这些变化可分为正向（积极）和负向（消极）两类。正向变化可能体现为健康知识的增加、健康技能的掌握与应用，或是不良健康行为的纠正。相对于以往的单向卫生宣传，其中宣传者主要关注于宣传活动的实施而较少关注其实际效果，现代健康传播更加强调对传播效果的关注，并采用科学方法进行评估。这种转变强调了评估在确定传播策略有效性中的重要性，从而确保传播活动能够达到预期的健康促进目标。

健康传播效果评价，可以详细地划分为四个层次：

1. 信息知晓层次　这是健康传播效果评价的基础层面，涉及受众对健康信息的知晓程度。通常通过健康知识知晓率调查来衡量，这一层次反映了受众对传播内容的初步了解。在人类行为科学中，知识被视为改变态度的第一步，因此，受众对健康信息的认知是改变其健康意识和态度的必要前提。

2. 信念认同层次　当受众接受健康信息并掌握了相关知识后，如果这些信息符合他们的需求，他们可能会产生信任感，认同或接受传播中的健康信念。这种认同感会促使受众在日常行为中自觉或不自觉地按照所接受的健康信念进行选择和追求。

3. 态度改变层次　态度通常被视为行为改变的前导。只有当受众拥有健康的态度时，他们才会有改变不良行为的愿望，从而导致健康行为的形成和确立。态度是人们对特定对象持有的相对持久的认知、情感和意向，是一种内在意识。因此，当受众接受的健康信息符合他们的需求时，他们会逐渐内化这些信息，并形成健康态度。健康态度的形成对于健康传播至关重要，因为一旦形成，这些关于疾病、生活方式和行为的态度通常会在受众心中固化，不易改变。

4. 行为容纳层次　这是健康传播的最终目标和效果的最高层次。在了解健康知识、产生信念认同以及态度转变的基础上，受众将改变原有的不利于健康的行为和生活方式，采纳科学、正确、有利于健康的生活方式和行为。这一层次的实现标志着健康传播目的的达成。

因此，全面的健康传播效果评估应该在知识、信念和行为这三个层次逐步推进。仅仅停留在知识知晓层面的评估可能导致对传播活动效果的认识不全面，难以把握影响传播效果的深层因素。有效的评估应深入到信念和行为层次，以真正理解和衡量健康传播活动的成效。

> **案例 1-2 分析讨论**
>
> 1. 中华中医药学会主办的"2022中国中医药健康科普文化传播大会"很好地向大众传播了健康信息，通过线上权威的健康科普文化传播交流平台这一关键环节，促进了中医药健康科普和文化传播。
>
> 2. "2022中国中医药健康科普文化传播大会"为开创中医药科普工作的新局面，传播中医药健康的新知识，建设健康中国作出了积极贡献。

第三节　健康传播的过程和模式

> **案例 1-3　　　　中国健康教育网健康传播的特色与创新**
>
> 中国健康教育网主要发布：国内外健康教育与健康促进最新信息和动态；突发公共卫生事件；疾病控制信息；健康与卫生知识；中国健康教育中心工作动态与项目工作介绍，包括亿万农民健康促进行动、联合国儿童基金会健康促进合作项目、世界卫生组织健康促进学校项目、

全球基金结核病项目等的工作进展与动态等；全国各省市自治区健康教育与健康促进工作信息报道与经验交流；与本行业相关的政策法规介绍；相关培训工作介绍；编印出版健康教育宣传材料、音像制品、书籍介绍等。

　　问题：

　　1. 请分析该网站从事健康传播的特色与过程。

　　2. 该网站从事健康传播形成了什么模式？

　　随着传播学的发展，20 世纪 40 年代以来，国际上发展出了各种关于传播过程的模式，主要如下。

一、基本传播模式

（一）线性传播模式

1. 拉斯韦尔"5W"传播模式　即传播过程可概括为"谁（who）对谁（whom）通过什么（which）渠道说了什么（what）并产生了什么效果（what effect）"。一个传播活动的完成离不开完成传播的三个要素，即传播者、传播渠道和受传者。

2. 香农-韦弗传播模式　1949 年，信息论的创始人香农（Shannon）及同事韦弗（Weaver）合作，研究提出第一个关于传播过程的理论模式，该模式把传播过程描述为一种从信息源，通过发射器，经过一定的信道，到达接收器，最终让信息接受者接受的直线性的单向过程，在这个过程中会受到信噪的干扰和影响。信噪是指一切传播者意图以外的、对正常信息传递的干扰。该理论模式是在电话、电报技术的基础上发展起来的，强调的是一种信息借助机械进行传播的单向传播过程，因而不能用它来解释人的全部社会传播行为。

3. 格布纳传播总模式　美国传播学者乔治·格布纳（George Gerbner）提出了传播总模式。这个模式把传播过程描述为一条由感知到生产再到感知的信息传递，即"某人→对某事有所感知→做出相应反应→在某种状况下→通过一定的途径或借助于某种工具→获取某些可资利用的材料→采取某种形式→在一定的环境和背景中→传达某些内容→得到某种效果"。认为观众的态度和行为会明显受到电视节目的影响和诱导，对人们的思维方式和社会价值观起到培养作用，即所谓的"培养理论"，主要包括"主流效果"和"回响效果"理论两个内容。"回响效果"是指，当电视传播的信息与人们的价值或经验一致时，培养效果会如同空谷回音一样被显著放大。

　　上述主要线性传播模式有共同的理论基础，即信息是由传播者通过一定的传播渠道向受众单向流动的过程，忽视了受众对传播过程的参与以及传播环境对传播活动的影响。

（二）控制论传播模式

1. 奥斯古德-施拉姆人际传播循环模式　1954 年，威尔伯·施拉姆（Wilbur Schramm）在奥斯古德（Osgood）的基础上，在《传播是怎样运行的》一文中，提出了传播过程的循环模式。这一模式强调了信息传播过程的循环性，即信息在传播者和受传者之间会产生反馈，并为传播双方所共享。传受双方的传授角色会相互转化，互为主体。但该模式只适合于面对面的人际传播过程的解释。

2. 施拉姆大众传播模式　其主要过程：首先，大众传播媒介（机构）在获取或接到信息源发出的信息后，要经过译码者、释码者和编码者的加工和整理，从而变成可以被传播出去的符号（信息）。其次，信息传播是双向循环的过程，每个成员既是传播者也是受传者。再次，信息在群体中传播的过程中，会得到再解释或加工。最后，每个受传者和传播者都扮演着译码、释码和编码的角色。

（三）系统论传播模式

1. 赖利夫妇模式　美国社会学家赖利夫妇于 1959 年从社会学的角度出发，提出传播过程是复杂的社会系统的子系统。传播系统与社会系统之间是一种互相影响、相互作用的互动关系。传受双方都是具有自身特点的人内传播和个体传播系统。这些个体传播系统之间相互影响，构成人际传播。个体系统又不是独立存在的，而是从属于各自的群体。这样，群体系统之间又形成群体传播。而个体、群体又都是社会的组成部分，他们是在社会中运行的，因而又与总的社会有着互动关系。赖利夫妇这一模式的提出意义极为深远。以往的直线模式和循环模式探讨的都是传播过程系统内部的微观环节和要素，而赖利夫妇的系统模式则开始着眼于传播过程的宏观环境，并更多地对社会系统的感知环境加以研究，将传播过程放到整个社会系统运行的大框架中去把握。因此，这一模式开启了大众传播研究的新面貌。

2. 马莱茨克模式 德国学者 G. 马莱茨克（G.Maletzke）于 1963 年在其《大众传播心理学》一书中提出了"大众传播场"模式。该模式应用了"场论"的研究思想，强调社会环境内复杂的因素和变量相互之间的影响。传播过程中，影响传播者行为的因素包括：①来自社会环境的约束，如社会道德规范、社会文化规范和法律等；②来自受传者的约束；③来自媒介组织的约束；④来自群体制度、政策、规范和价值观的约束；⑤来自传播者的个性和自我形象的约束。这个模式认为，信息接收者心目中的媒介形象导致接收者对媒介内容的期望，因而可以认为这种形象将影响到接收者对内容的选择、感受和反应的方式。媒介的知名度和可信性是媒介形象的重要组成部分。

小链接	中国健康传播大会

中国健康传播大会是由卫生部（现国家卫生健康委员会）与清华大学于 2006 年共同发起的，是公共健康领域最具权威的品牌盛会。大会宗旨为"倡导健康行为、共创健康社会"。2022 年第十七届中国健康传播大会在清华大学召开。

二、大众传播对微观个体影响有关的理论模式

（一）拉扎斯菲尔德的两级传播模式

美国著名社会学家保罗·F. 拉扎斯菲尔德（Paul F.Lazarsfeld）提出了"两级传播理论"，后又发展为"多级传播"学说，为传播效果、传播机制研究开辟了道路。他还提出了"选择性接触机制""意见领袖"等概念。

拉扎斯菲尔德于 1940 年主持的一项研究发现，人们的选举意向、购物、时尚、观念、生活方式等并不是听从了大众媒体的宣传或劝服，而主要是因为家庭、亲戚、朋友、团体的劝服影响。某种信息和观念总是先从某一个信息源那里通过大众媒体传达到所谓的意见领袖（opinion leader）那里，然后再通过意见领袖把信息传播到普通民众那里。前者作为第一个阶段，主要是信息传达的过程，后者作为第二阶段，则主要是人际影响的扩散。信息从大众媒体到意见领袖，再由意见领袖传播给其他人，构成两级传播。大众传播主要在信息传播的广度上发挥作用，而人际传播主要在传播的深度上发挥作用。人们对信息的获知主要靠大众传播，通过接收健康信息发生对健康的态度和价值观的转变，并最终产生一系列行为。

意见领袖又名舆论领袖，是指在信息传递和人际互动过程中少数具有影响力、活动力的人，他们是在人际传播中经常为他人提供信息，同时对他人施加影响的"活跃分子"，他们在大众传播效果的形成过程中起着重要的中介或过滤的作用，由他们将信息扩散给受众，形成信息传递的两级传播。社会知名人士、技术专家、各类名人和明星、教师和生活经验丰富的普通老百姓等都可以充当意见领袖，他们在社会群体中有较高的威望和影响力，其观念、态度、行为习惯和生活方式往往是其他人追随和效仿的对象。

意见领袖并不集中于特定的群体或阶层，每一个群体都有自己的意见领袖，他们与被影响者一般处于平等关系，而非上下级关系。意见领袖也是不断发生变化的，时空条件的变换、人际关系的变化、社会地位的升降、社会参与频率的增减、人员背景的改变等，都可能促使此时此地此事的意见领袖成为彼时彼地彼事的被影响者。

一般来说，意见领袖具有以下特征：①具有较高的社会经济地位。能成为某特定人群中的意

见领袖一般具有较高的社会经济地位，他们的行为和生活方式会经常受到人群的关注，他们的意见和建议易于被其他人所接受和采纳。②与公众联系密切，有较高的威望。意见领袖一般博才多学、见多识广，常常是某个领域的权威，经常对社区成员提供重要的信息和意见，在社区中有较高威信，拥有较大的影响力和号召力。③社会阅历广，公信力高。意见领袖一般具有较广的社会阅历和丰富的生活经验，能对社会问题作出合理判断和解释，处理问题较为理智和恰当，对媒体信息比较敏感，易得到信任，容易说服别人。④具有创新思想。意见领袖思想活跃，勇于创新和接受新生事物，常常是新观念、新产品的带头者、尝试者和鼓动者。

（二）创新扩散理论

创新扩散（diffusion of innovations）指一项新事物（新理论、新方法、新技术等）通过一定的传播渠道在社区或某个人群内扩散，逐渐被社区成员或该人群成员所了解与采纳的过程。法国社会学家加布里埃尔·塔尔德（Gabriel Tarde）曾经指出，社会学就是研究人们之间的心理互动，特别是模仿和创新的科学。1962年，埃弗里特·罗杰斯（Everett Rogers）在此基础上创建了创新扩散理论模型。罗杰斯认为，根据对创新的接受情况，可把人们分为先行者（innovator）、早期少数（early adopter）、早期多数（early majority）、晚期多数（late majority）和滞后者（laggard）五种。先行者受过良好教育，有探索精神、信息来源广泛、勇于冒险，对新生事物非常敏感，他们最早注意到并很快接受这些新的发明和理念，这类人约占人群的2.5%。早期少数一般是受过良好教育的领导者或公众人物，他们也能够较快地接受新的发明或理念，这些人占全人群的13.5%。早期多数（34%）在面对新生事物的时候会表现得谨慎小心、深思熟虑，但他们会有很多非常规的社会交往活动，会接触到创新。晚期多数（34%）是人群中的怀疑派，他们乐于保守传统，一般来说他们的社会经济状况较低。滞后者（16%）的主要信息来源是邻居或朋友，对新生事物和改变现状有着恐惧心理（图1-1）。

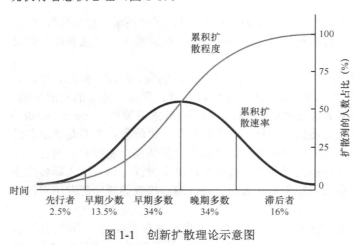

罗杰斯认为，从对信息的知晓到接受需经历五个阶段：①知晓，知晓创新的存在和功能；②说服，理解创新的价值决定，作出接受创新的承诺；③实施，把创新理论付诸实践；④确认，全面接受（或彻底拒绝）创新；⑤维持，维持对创新的实践。

罗杰斯认为，创新的社会传播符合"S"形曲线的变化规律：早期的接受者（早期少数）首先选择新的观念、理论或技术，被多数人追随，最后被公众所普遍接受；新的信息和技术的采纳决定于接纳开始时的速度和晚期采纳的速度；如果一个信息比较

图1-1 创新扩散理论示意图

简单，很容易做到，那么会很快被人们接纳；如果一个信息相对比较复杂，开始时的传播速度不一定很快，但随着社会网络的传播作用，后期的传播速度会很快。

创新扩散理论的主要观点包括：

（1）大众媒体与人际传播的结合是创新传播和说服人们的最有效途径，大众传播能够有效地、有力地提供创新的信息，而人际传播对改变人的态度与行为会发挥关键性的作用。

（2）认为"创新扩散"的过程至少包括四个环节：知晓（了解）、劝服、决定（决策）、确认（证实）。

（3）认为技术创新在传播活动的早期比晚期更有影响。技术创新传播过程呈"S"形轨迹，即

技术创新在传播初期阶段被采用的速度较慢，但当其扩大至目标人群的一半时速度加快，而当其接近最大饱和点时又会慢下来。

（4）大众传播和人际传播的结合是新事物的传播和说服人们采用它们的最有效途径。

根据创新扩散理论，一个易于被接受和采纳的新产品、观念和行为的特征主要有：①采纳这种新行为会带来好处（如按时接种疫苗可起到预防传染病的作用）；②符合已有的社会规范；③简便易行（如口服叶酸，不用复杂的技术）；④能够被大家切实看得到，眼见为实；⑤能够被预先尝试。创新扩散理论的不足是缺少反馈环节和与实际情况不吻合等。

三、"知识沟"假说

蒂奇纳等于1970年在《大众传播流动和知识差距增长》一文中提出了"知识沟"的概念，认为因为人们接触传播媒介的机会和条件不同，大众传播实际上会扩大社会不同阶层成员的知识差距，称为"知识沟"假说。

该假说认为，尽管大众传播媒介具有广泛的人群覆盖性，社会各阶层都能够接触到，但社会经济状况好的人比社会经济状况差的人获取信息的速度更快，随着传播活动的增加，两类人群之间的知识差距在不断扩大，而不是缩小，形成所谓的"知识沟"。在一段时间内，媒介大量宣传某话题，受教育程度高的人会比受教育程度低的人以更快的速度获得与该话题相关的知识。

"知识沟"假说认为，受教育程度的差异使得个人的阅读、理解和记忆等处理信息的能力存在差异。一般来说，经济状况好的人，会接受更多的教育，对某些问题已经有了预先的了解或更深入的理解。另外，经济状况好的人社会交往范围广，获得知识速度更快，渠道更多。

"知识沟"并不仅仅存在于经济状况和受教育程度不同的人群之间，也存在于不同政治倾向、不同年龄的人群之间。大众媒体传播的信息，既会扩大知识沟，也会缩小知识沟，因传播而出现的"知识沟"，不仅仅是知识的差距，也可能涉及态度和行为。

四、议程设置模式

麦克姆斯和肖于1972年提出了议程设置模式，该模式中的议程设置是大众媒体影响社会的重要方式，其主要观点包括：①大众媒体往往不能决定人们对某一事件或意见的态度和看法，但是可以通过有意识地提供某些方面的信息和安排特定的相关议题，有意地影响人们关注某些事实和意见，并引导他们谈论这些话题的先后顺序。②大众媒体对某些事物和意见的报道和强调程度与受众对这些事物和意见的重视程度成正比。该理论强调受众的态度和行为会受到大众媒体设置的议题的左右和影响。③经常接触大众媒体的受众会更多地受到大众媒体议程设置的影响，其态度与大众媒体具有更多的一致性。④受众不仅关注媒体强调的议题，而且关注媒体对这些议题的主观倾向性和态度。应用议程设置模式，能够通过议程设置在不同的团体和群体之间建立共识，实现对话，能够实现对公众的舆论引导，并能够通过对报道和新闻事件的构造应用于公共传播活动吸引人们注意力。议程设置理论重新揭示了大众媒体对受众的影响力，重新提出了大众传播过程的控制问题。

五、使用与满足理论模式

传统的传播理论认为媒体在传播过程中发挥着说服受众的主导作用，受众是被动的，而"使用与满足"理论则认为受众会根据自身的"需求"接触或选择媒体，并通过接触和选择特定的媒体使自己的特定需求和动机得到"满足"。受众通过选择、使用、满足的过程对媒体造成影响，强调了受众在大众传播过程中所发挥的作用和重要地位。

使用与满足理论的基本模式，受众对媒体的选择和接触可以表述为"社会因素＋心理因素→媒体期待→媒体接触→需求满足"的因果连锁过程。其主要观点包括：①人们使用媒体的目的都是满足自己的需要，这种需要与社会因素、个人的心理因素有关，如年龄、职业、家庭背景、受教育程度等社会因素，以及个人的意愿、需求、动机以及行为等心理因素。②人们接触和使用媒体需具备两个条件，一是媒体的可及性，二是媒体印象，即受众对媒体是否能够满足需求的评价，是在过去媒体使用的经验基础上形成的。③人们对媒体是否能够满足自己需求的评价，决定了今后对媒体的接触和选择。

案例 1-3 分析讨论

　　1. 中国健康教育网网站的内容以专业、多元、免费等著称，能够让人们第一时间全面地获取所需的健康信息及政策，体现了网站在健康传播中的便捷性和高效性。

　　2. 网站善于数字化生存，以互联网传播媒体开展健康教育政策宣传和健康科普工作，创造了一种基于数字技术的新健康传播方式以及新媒体运营模式。

问题与思考

　　近年来天津市河东区高度重视普及健康知识、提高辖区健康水平。河东区把健康知识传播作为落实健康策略的有效抓手，不断创新健康传播方式，聚焦"三个特色"，坚持"三个精准"，让健康知识走进千家万户。在"三个特色"方面，成立了"河东区健康知识传播宣讲团"、开展"百场健康大讲堂——六进"活动、创办健康宣传主题栏目，充分发挥专业优势，传播健康文明的生活方式。"三个精准"包括"精准对接慢性病流行趋势""精准对接国家的主题宣传日""精准对接百姓关注热点"。河东区坚持政府主导为根本，发挥协调联动机制，创新"健康＋媒体"平台，夯实社会参与基础，提高了群众对健康知识的知晓率，促进了文明健康生活方式的推广和健康习惯的养成。

　　问题：

　　1. 河东区健康传播的主要过程是什么？

　　2. 河东区健康传播的模式有哪些？

第四节　健康传播的相关理论

案例 1-4　　　　　　　首届健康中国建设学术年会中的健康传播

　　2022 年 12 月 31 日，以"学习贯彻二十大精神，推进健康中国建设"为主题的"首届健康中国建设学术年会"，在中国人民大学文化大厦召开。学术年会由健康中国行动推进委员会办公室指导，中国人民大学医改研究中心和健康中国研究中心联合主办。

　　实施健康中国战略是中国式现代化建设的重要部分，现代化的基础是人民健康，中国式现代化的底色是人民健康。学习贯彻党的二十大精神是一项重大的政治任务，也是做好健康工作的前提。目前，全民健康促进的制度体系已经基本形成，全民健康意识和健康素养水平不断提高，文明健康的生活方式蔚然成风，医疗卫生服务和健康服务能力得到提升。鼓励此次学术年会与健康中国行动科学研究联盟能够依托联盟的复合型优势，以学术研究为载体，群策群力，持续推进健康中国行动，形成高质量的研究成果，共同为健康中国建设贡献力量。

　　问题：

　　1. 本次学术年会的相关健康传播理论有何作用？

　　2. 你认为本次学术年会的健康传播理论对健康中国建设有什么意义？

　　健康传播是公共卫生和医疗领域的重要组成部分，旨在传达健康信息、促进健康行为、预防疾病和提高健康素养。理解健康传播的相关理论是实现这些目标的关键，因为它们提供了洞察力，有助于我们更有效地设计和实施健康教育和宣传活动。

　　美国疾病控制与预防中心（CDC）认为健康传播有如下任务：分析有关健康问题的背景情况以界定有关问题；设立信息传播目的；分析不同层面和人群的信息传播对象；设计与测试有待信

息传播中的概念；选择信息传播渠道；选择、制作和测试宣传信息以及相关产品；制订推广实施计划；实施信息传播战略与信息传播过程评估；以及实施信息传播结果与影响评估。

一、健康传播研究的相关理论

健康传播研究是传播学研究领域的一个重要分支，涵盖了多个方面，如健康信息传播、大众媒体影响、人际传播、健康教育、文化因素等。本书旨在探讨健康传播研究的多维度，强调健康传播相关方面与学术研究理论的关系。

1. 健康传播的学科定位 健康传播作为传播学的一个关键子领域，覆盖了广泛的议题，从健康信息的传播到大众媒体的影响，从人际交流到健康教育等。此领域内，诸多问题仍待解答，诸如健康信息传播的效果、公众对健康信息宣传的反应、社会层面上的健康危机应对策略等。张自力（2005）提出的九个主要研究方向，如大众健康传播媒介、组织健康传播、人际健康传播等，展现了健康传播研究的多维度、多层次和跨学科交叉特征。这些方向不仅描述现象，更追求在理论指导下揭示事物间的联系、探索事物的发展动因和结果，以及对人类观念、态度和行为的影响。

2. 理论指导的核心作用 理论在社会科学研究，特别是健康传播研究中，扮演着至关重要的角色。理论提供了对事物间联系和发展规律的精练论述，是由概念和判断性语句构成的体系。有效的理论研究不仅是对现有理论的重复测试，而是要进行批判性分析，识别理论的局限和过去研究的不足。例如，信息丰富性理论和创新扩散理论在解释健康信息传播效果和预测接受者行为上的应用，展现了理论在实践中的指导价值。

3. 社会科学研究的广泛影响 社会科学研究，特别是健康传播研究，对理解人类行为规律和社会发展进程具有重要意义。其价值通常以"知识增量"来评估，即研究在多大程度上增进了我们对社会行为、关键问题及其发展过程的理解。例如，利用使用与满足理论（uses and gratifications theory）研究癌症患者使用网络社区的行为，不仅揭示了行为动因，还阐明了这些行为如何满足他们的心理和社交需求。

4. 行为科学理论的广泛应用 除了传统传播学理论外，行为科学理论如社会认知理论（social cognitive theory）、计划行为理论（theory of planned behavior）和健康信念模型（health belief model）等，也在健康传播领域中发挥着重要作用。这些理论帮助研究者不仅描述特定行为，而且深入理解行为背后的社会心理动因，预测健康相关行为，为有效的健康沟通策略提供理论依据。

5. 国内健康传播研究的现状 在国内，健康传播研究正逐渐与国际研究接轨，涵盖个人、人际、组织、社区和公共政策等多个层级。研究主题包括青少年疾病预防、媒体报道分析、边缘群体沟通策略、危机管理等。面对新媒体环境下信息同质化和碎片化的挑战，国内研究需要建立既具中国特色又能得到国际学术界认可的理论和知识体系，以应对未来的发展需求。

二、健康传播研究的发展趋势

1. 健康传播研究的广阔领域与自由度 健康传播研究在国内正处于发展的初期阶段，面对许多尚未回答的问题。作为一个跨学科的社会科学领域，健康传播研究触及社会的多个方面，因此其研究课题具有广阔的选择空间。这些课题可以涉及健康信息的基础传播和交流问题，如探索影响医患关系的关键因素，或是个人健康行为背后的心理和社会动因。此外，健康传播研究还可能涵盖更广泛的社会问题，如公共健康危机对人际互助和社会集体行动意愿的影响。这种多维度的研究范式强调了从多角度深入探索健康传播的重要性。

2. 研究方法的深入与规律揭示 在进行健康传播研究时，重要的是避免仅仅停留在描述问题和提出建议的表面层面。研究应深入探索事物间的联系，揭示健康传播过程中的规律性。例如，在研究医患关系时，可以从多个层面分析影响这种关系的因素，包括患者的信任度、疾病知识、治疗方案的接受度，以及医生的沟通方式和对健康问题的态度。此外，探讨医患所处的社会环境和对健康问题的共同认识如何影响他们的交流，这有助于深入理解医患互动的复杂性，揭示医患关系的深层动因。社会科学研究的价值在于通过实证研究和数据分析，不仅揭示个体行为的规律，还为理解社会发展过程提供新的见解。因此，医患关系研究的成果远超出提供解决方案的实际应用，对于增进我们对人类行为和社会互动的理解具有深远的意义。

三、健康传播研究创新

在探索健康传播研究的创新路径时，理论的引导和创新思维的融入是至关重要的。为了在这一领域实现突破，科学研究需要不断审视和测试创新的思路，从而为相关研究领域贡献新知识。具体来说，健康传播研究的创新可以从以下几个关键方面进行考察：

1. 探索新的研究角度 探索与现有研究不同的问题角度是实现创新的重要途径。例如，现有研究可能侧重个人因素如心理特征、媒体使用习惯对健康传播行为的影响，或者探讨社会因素如社会环境、感知的社会规范的作用。那么，个人因素与社会因素的交互作用对健康行为的影响就有可能提供了一个新的研究视角。

2. 揭示未知的事物联系 另一个创新的方向是揭示之前未被充分探索的事物间的联系。例如，研究媒体信息传播如何在特定的社会心态下影响不同健康理念人群的行为，以及人们面对健康威胁时的心理反应和其对公共健康集体行为的影响。通过实证观察和第一手数据分析，可以揭示这些复杂关系的新层面。

3. 突破现有理论解释的局限 创新也体现在对现有理论的质疑和挑战上。例如，虽然传播学的一般理论如人际传播理论可以解释信息交流对人观念和行为的影响，但在新媒体时代，传统理论可能无法完全解释新的传播现象。因此，引入其他领域的理论，如心理学、社会学乃至经济学理论，可能为健康传播研究提供新的洞见。

4. 采用新的数据采集和分析方法 在新媒体时代，健康信息的传播呈现出新的问题和行为模式。因此，采用与传统方法不同的新数据采集和分析方法，如大数据分析和健康传播行为的有效跟踪调查，可能会为研究带来新的视角和突破性发现。

5. 挑战和超越领域内的权威研究 对于经典研究成果的质疑和超越也是科学进步的重要动力之一。例如，扩展平行过程模型在解释健康威胁信息的影响方面有其局限。对该模型进行修正和扩充，以更好地解释现代社会中媒体信息和社会因素对人们健康传播行为的影响，可以为该领域带来重大的理论创新。

综上所述，健康传播研究的创新不仅仅体现在追求新理论的应用和新方法的探索上，而且还体现在对现有学术框架的挑战和超越上。这种创新需要研究者敢于对领域内的权威观点提出质疑，勇于在不断变化的社会环境中寻找新的现象和问题。通过这样的努力，健康传播研究不仅能够提供新的知识和见解，还能促进对人类行为和社会发展过程的更深层理解。因此，真正的创新不仅在于探索未知，更在于通过新视角和方法，对已知的深入挖掘和理解，从而在健康传播的领域内推动知识的边界不断扩展。

案例 1-4 分析讨论

1. 本次学术年会中，各顶尖专家学者通过参加开幕式、致辞、主持、演讲和点评等方式参加研讨，为学术年会增加了权威性、学术性、影响力。同时经过交流、分析和讨论，可以有效传播好的健康传播模式与经验，对于推进健康中国理论建设意义重大。

2. 学术年会推动的理论成果的交流和点评研讨，为健康传播贡献了力量。健康中国建设需要体制机制的改革和创新，需要包括管理模式、服务模式、推进模式、评价模式等在内的系列模式创新，更需要充分利用现代科技成果和信息化技术，更需要有效的健康传播理论和方法的支撑。

（秦宗财　高璞真　蔺诗杰）

第二章　健康传播对行为与生活方式的影响

学习要求：

识记：能够描述健康传播活动与行为的关系，列出行为改变的影响因素、跨理论模型的核心要素。

理解：能够分析健康传播与行为改变之间的关系、社交媒体对行为的影响，理解针对性干预健康行为的特点。

运用：能够针对行为改变的不同阶段选择运用跨理论模型方法进行相应的健康教育，掌握使用社交媒体传播健康知识，促进养成积极就医、疾病预防等良性行为。

第一节　健康传播活动与行为

案例 2-1　　　　　　　　　　战胜高血糖

王女士，银行职员，45 岁，患 2 型糖尿病 3 年，平时没有监测血糖的习惯，偶尔起床后测血糖，血糖值在 10mmol/L 以上，未按照医嘱服药，未控制饮食。之后虽然断断续续服用降糖药物，工作中还是会出现头晕、眼花、乏力等症状，注意力很难集中。

王女士经朋友介绍参与一项线上控制血糖的研究，该研究通过多种途径宣传糖尿病防治知识与技能。意识到自己病情的严重性，之后 1 个月王女士每天按照要求监测血糖，根据糖尿病食谱进食，将血糖控制在目标范围内。王女士开始时并未按照医嘱注射胰岛素，但是在干预人员的劝说下，配合胰岛素治疗，血糖逐步平稳。后来，王女士严格监测血糖，根据血糖水平控制情况，逐渐停用胰岛素，通过规范服用降糖药物控制血糖。

问题：

1. 王女士血糖控制过程经历了哪些阶段？

2. 如果是你来指导王女士控制血糖，你会怎么做？

健康传播与健康行为息息相关，健康传播可以改变人的健康理念、健康态度和健康行为等。随着社会的发展和进步，医学模式也已由以人的疾病为中心模式向群体保健、预防和主动参与为特点的以患者为中心的生物-心理-社会的综合治疗模式转变，学者们提出各种预防疾病和促进人类健康水平的健康行为干预措施。这些干预在不同健康行为理论和模型指导下开展，从而科学影响人们健康行为的转变。

一、行为的概念

（一）行为的定义

行为是指有机体在外界环境因素刺激下引起的反应，包括内在的生理和心理变化。人的行为由行为主体、行为客体、行为环境、行为手段和行为结果组成。

（二）行为的特征

1. 自发性　人类行为是自发的。外力虽然能影响人类的行为，但无法发动其行为。

2. 有原因　任何一种行为的产生都是有原因的。

3. 目的性　人的行为不是盲目开始的，它不但有起因，而且有目标。

4. 持久性　任何行为在目标没有达成之前，是不会终止的，也许会改变行为方式，或由外显行为转为潜在行为，但总是不断地向着目标进行。

5. 可塑性 为了达到目标，人们不仅常改变行为方式，而且经过学习或训练而改变行为的内容。这与其他受本能支配的动物行为不同，人类行为具有可塑性。

（三）行为的影响因素

1. 倾向因素 又称前置因素，指能促进或阻碍人们行为改变动机的因素，包括知识（knowledge）、态度（attitude）、信念（belief）、价值观（value）。

动机是考察个体行为时首先需要面对的问题，主要包括两种个体动机，分别是自我展示（self-presentation）和获取归属感（sense of belonging）。

自我展示是指个体通过言语或行为表达展示符合他人标准的形象。社交网络不仅向用户提供自我表达的空间及寻求听众的机会，也为用户展示积极自我形象或管理消极自我形象提供了可能。特别对于那些现实生活中的自我展示困难者，他们更倾向于认为社交媒体是一个安全的场所。因此，进行自我表达时会选择线上的方式。

归属感与社交网络的使用息息相关，在已注册的社交媒体用户中，归属感和网上朋友数量呈正相关，即朋友数量越多，个体的归属感越强。社交网络不但为个体提供一种更便捷的获取归属感的渠道，而且可以弥补个体在现实生活中归属感的缺乏。

2. 促进因素 又称实现因素，指促成或阻碍健康行为动机得以实现的因素，如卫生机构的可及性、家庭收入、健康保险、政策、法律法规等。例如，政策的有效性、可持续性和可及性可助推短期内改变人的行为，促进个体健康行为的养成和保持。

3. 强化因素 指目标人群在行为改变后所获得的各种正向或负向的反馈，其对人们的健康行为起到激励行为维持与发展、强化行为或削弱行为的作用。强化因素包括社会支持、同伴赞许、亲属肯定与鼓励、医务人员激励、个人感受等。例如，慢性肾脏病患者通过参与健康教育联合营养干预，在医护人员的协助下，显著提高了其治疗的依从性，促进患者健康行为能力的养成，从而提高患者的生活质量。老年人利用社交媒体进行社会参与，在获取有效社会支持和健康知识技能的同时，促进老年人的社会交往，提升老年人的积极情绪体验，还有助于促进老年人的健康行为。

二、健康传播活动与行为

（一）健康传播活动对行为影响的理论模型

行为不仅是一个不断发展变化的动态过程，还是一个可塑的过程，可以通过学习形成新的行为模式。随着与生活方式以及日常行为相关的健康问题不断涌现，与预防疾病、提高人们健康水平相应的健康行为干预措施也不断发展。大多数健康行为的干预措施都是在不同健康行为理论和模型的指导下进行的。健康行为的相关理论不仅可以帮助健康传播人员更好地理解和帮助受众建立正确的健康行为，还可以通过发现健康行为的潜在可控因素对健康风险进行规避。以下是几种常见健康行为的相关理论：

1. 知-信-行模型 19世纪60年代在心理学的基础上，美国哈佛大学梅奥（Mayo）教授在刺激理论和认知理论基础上，提出了知、信、行模型（knowledge-attitude-practice model，KAP Model），阐述了知识、信念和行为三者之间的递进关系，是美国四种最有影响力的行为干预理论之一。知-信-行理论认为，人类时间变化是一个逐步的过程，涉及知识的获得、积极态度的产生、实践的采纳。

知-信-行模型核心要素：该理论将行为的改变分为三个连续时期，分别是知识获取阶段、转变态度阶段以及行为逐渐形成阶段，即知识-信念-行为。其中知（知识和学习）是基础，信（信念和态度）是动力，行（促进健康行为）是目标。

2. 跨理论模型 20世纪70年代末美国罗德岛大学心理学教授詹姆期·O.普罗查斯卡（James

O. Prochaska）提出了跨理论模型（the transtheoretical model，TTM），随后与韦恩·F. 威利瑟（Wayne F. Velicer）等不断完善和修改。该模型很好地诠释了行为改变的动态性和可塑性，被健康行为研究学者们广泛接受，被认为是一个行为阶段改变的完整方法。跨理论模型是对健康行为改变全过程（即将个体的健康行为变化看作一个整体过程，一个复杂的、渐变的、动态的过程）进行诠释的理论模型。

跨理论模型的核心要素：行为改变全过程是多种要素交互形成的一个整体。

（1）变化阶段：根据个体行为改变意愿的不同阶段，可分为5个阶段，分别是前意向阶段、意向阶段、准备阶段、行动阶段及维持阶段。①前意向阶段：在未来6个月中没有改变自己行为的考虑，或有意坚持不改。要想使一个人产生行为改变的想法，走出此阶段，进入下一个阶段，需要提供与意识觉醒、问题行为相关的强烈情感体验的相关措施。②意向阶段：在未来6个月内打算采取行动，改变危险行为。干预对象已经意识到自己某种行为问题的严重性，清楚行为改变带来的好处，但是也明白自己改变行为需要付出的代价，此时需要对干预对象的心理状态进行调整，才能让其进入下一个阶段。③准备阶段：在未来1个月内改变行为。干预对象已经严重意识到某种行为的重要性，并决定改变行为现状。④行动阶段：在过去6个月内，干预对象全面采取行动改变行为，但是持续时间不超过6个月。⑤维持阶段：干预对象行为改变超过6个月。

（2）变化过程：变化过程包括认知（或称经验）和行为（或称环境）两个层面。

认知过程包括：意识觉醒（个人努力寻求新信息并获得对问题行为的理解和反馈）、生动解脱（情感方面的改变，通常涉及与问题行为相关的强烈情感体验）、自我再评价（个人对问题行为的情感和认知重新评价）、环境再评价（个人对问题如何影响身体和社会环境的考虑和评估）和社会解放（个人对社会中可选择的无问题生活方式的认识、可行性和接受性）。

行为过程包括：反条件作用（用可供选择的行为替代问题行为）、帮助关系（在试图改变问题行为的过程中，信任、接受和利用他人的支持）、自我解放（个人对改变问题行为的选择和承诺，包括相信自己可以改变）、刺激控制（控制引发问题行为的情况和其他原因）以及强化管理（改变控制或维持问题行为的突发事件）。通常情况下，认知过程更多地发生于行为变化阶段的早期（前意向阶段、意向阶段、准备阶段），而行为过程则一般多见于行为变化的后期阶段（行动阶段与维持阶段），如图2-1所示。

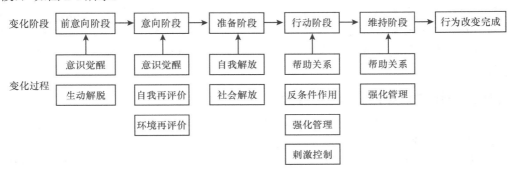

图2-1　变化阶段及其对应的变化过程

3. 健康信念模型　1958年，美国著名心理学家霍克巴姆（Hochbaum）提出了健康信念模型（health belief model，HBM），之后社会心理学家梅曼（Maiman）和贝克尔（Becker）等对其进行了补充和完善。

健康信念模型是应用最广泛、用于解释和预测健康行为的理论之一，认为健康行为的实施由个人对疾病的信念、认知以及旨在减少疾病发生的策略决定，已成为解释健康行为（尤其是预测行为以避免一系列健康风险）最突出的社会行为模型。

健康信念模型包括以下六个基本因素：①感知易感性，是指个体对某一特定行为会引发疾病或导致不良健康状态可能性的主观感知。②感知严重性，是指个体对上述不良后果严重程度的主观感知和判断。③感知收益，是指个体成功实施健康行为后所导致的正向结果。④感知障碍，是指个体在进行健康管理过程中对遭遇的困难或障碍的主观感知。⑤自我效能，是指个体对能够成功实施某种健康行为能力的信心。⑥行为线索，是指促使个体行为改变的人、事、物，包括疾病症状、健康传播作品、媒体报道、健康标识及医护人员健康宣教等。如图 2-2 所示。

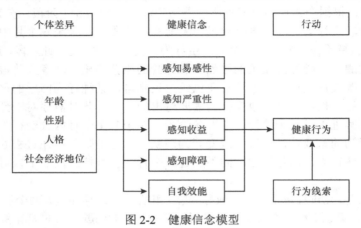

图 2-2　健康信念模型

（二）健康传播活动对行为影响的方式

1. 即时性影响　人们的态度和行为往往会直接受到健康相关传播活动或传播内容的影响，并通过行为的改变，最终达到预防疾病、改善治疗效果、促进康复的目标。如患者在听取医生有关自己所患疾病知识介绍后，会严格按照医生的指导，改变自己的行为。当人们从电视媒体中知晓结核病的传播途径后，会在日常生活中格外注意自我防护。

2. 延迟性影响　人们在接受健康信息或参加健康相关的传播活动后，对传播内容和传播情境的记忆和回忆会转化为自己的态度和行为，并最终产生健康效益。如人们在参加关于高血压预防的健康讲座后，会改变高盐饮食习惯，并在日常生活中坚持低盐饮食。

3. 泛化性影响　人们不但会受到健康信息本身的影响，也会受到与健康信息相关信息的影响，即泛化性影响。如人们会受到参加过健康传播活动的其他人（明星、同事、朋友、家庭成员）行为改变和社会压力的影响。

（三）健康传播活动对行为的影响模式

1. 人文模式　在个人层面上，健康传播的人文模式与传播分享的想法相关联。因此，传播的一个重要因素是双方（传播者和受传者）都有他们希望实现目标的想法，最简单的人文传播模式将沟通视为平等伙伴之间的对话。这包括个人价值观和责任、灵性、文化和自我实现，与通常的态度结构、规范性遵守、自我效能感和认知学习能力同样相关。这种人文主义模式面临的一个关键困难是，在通常的政府背景下，信息的发送者和接收者之间缺乏平等，并且在任何超出个人层面的沟通中，许多不同的个人价值观和文化都面临着挑战。人文主义模型将重点放在人类交流上，将其作为平等之间的对话过程，而不是单向的教学陈述。

健康传播的人文模式旨在关注人类沟通的复杂性。通过积极倾听、对其他想法持开放态度和征求意见，它不仅可以更深入地了解人们行为的原因，而且可以利用这些见解帮助人们获得更多的自我意识，并制定令人信服的论据来考虑未来的行为。这将解决健康传播所面临的问题，如健康抵抗、习惯性决策和价值观驱动行为，从而提高或维持人们的生活质量。

（1）健康抵抗：是由于缺乏遵守呼吁或行动号召的动力而造成的故意忽视或忽视健康信息行为。人文主义指出这样一种观点，即几乎所有的人类知识都是基于围绕过去的经验构建的故事，而新经验是根据旧故事来解释的。探索每个社区内关于健康叙述的嵌入性可以帮助解释沟通接收者如何将它们纳入自己的理解和日常谈话方式，因此，可能有助于将不良反应转化为健康信息。

（2）习惯性决策：人类的行为受一般目标导向（也被称为反思或逻辑）和习惯性（也被称为反射性、直觉或自动）控制，人文主义的沟通方式将更多地关注自我认同和自我实现驱动的概念，而不是态度和信念，并培养那些与健康行为模式相关的人。

（3）价值观驱动行为：价值观支配着个人的行为，也决定着做出什么样的选择。人文主义强调社区参与在个体做出健康决策并改善其健康方面发挥着关键作用。讨论和辩论被视为提高批判性思维的核心，因为它们使人们能够作出决定并积极参与自己和社区的健康。

2. 社交媒体策略　媒体是传播健康教育的有力途径，它在公众应对大流行病方面发挥着重要作用，因为它是政府、卫生机构和公众之间沟通的门户。大流行病的"隐形"性质决定了媒体作为公众"眼睛"的重要作用。媒体渠道成为公众寻找准确信息、科学可靠事实、政府决策和公众反应的窗口。人们作为"接收者"收集的信息决定了他们对大流行病的行动和反应。媒体还大大有助于提高健康意识和促进健康，使其成为健康传播的重要媒介，在改变意图以及影响健康行为方面发挥着重要作用，当前社交媒体健康信息传播领域的研究如图 2-3 所示。

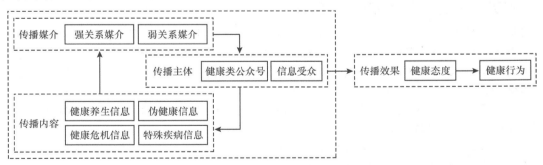

图 2-3　社交媒体健康信息传播主要研究因素

媒体在健康传播中的有效性在于强有力的书面、口头和视觉传播策略，这些策略可以影响公众的观点和看法。如为了避免今后突发疫情带来的挑战，可以采取以下方式：

（1）为医疗专业人员、科学家和公共卫生人员提供更多的曝光和播出时间，为公众提供真实、有用和透明的信息。

（2）通过搜索引擎推广公共卫生组织的网站。

（3）在流行的社交媒体平台上验证公共卫生人员的账号。

（4）提升公共卫生和医疗专业人员的地位。

（5）监控社交媒体平台上公众的参与度，以控制传播的信息。

（6）建立帮助人们应对压力并解决他们心理健康问题的规划。

（7）采用善解人意的沟通方式来吸引公众的注意力并解决健康问题。

（8）促进对话，了解人们的看法及其做法背后的动机。

（9）在社交媒体上分享个人经历以纠正错误信息。

（10）针对不同人群，制定相应的健康传播战略。

（11）开发健康教育材料并重视循证医学的应用，以纠正现有的错误观念，形成健康行为并促进健康实践。

（12）加大对健康传播研究的投入，探索针对不同人群的战略途径。

3. 艺术　世界卫生组织（WHO）在 2019 年的一份报告中将艺术描述为"可以涉及审美参与、想象力参与、感官激活、情感唤起和认知刺激"的活动。艺术通常是指积极参与创作视觉作品（如绘画和素描）、文学作品（如创意写作和诗歌）或表演艺术（如戏剧、音乐和舞蹈），以及作为观众或消费者的接受参与。戴维斯（Davis）及其同事将人们参与艺术的方式分成 5 类：①表演艺术；②视觉艺术、设计和工艺；③文学艺术；④社区文化节庆、集市和活动；⑤在线、数字和电子艺术。从 1960 年开始，美国就通过市场研究和广告技术，更好地向公众传播健康信息。随着人们越来越认识到健康决策不仅受到知识或意识的影响，而且受到疾病耻辱、风险感知和自我效能的影响，健康传播计划越来越多地利用艺术使健康信息具有可解释性、说服力和可操作性，以广泛覆盖目标受众，并提高人们理解和应用证据的能力。基于艺术的健康传播计划能够吸引注意力，维持兴趣，塑造情感，激发令人难忘的反应，并产生共享的符号系统。所有这些影响都有助于激励和改变个人和集体的选择和行为。但艺术在健康传播与公共卫生领域的交叉证据面临两个方面的挑战：一方面缺乏基于艺术的干预措施和报告规范，另一方面缺乏对健康传播效果的衡量标准。

三、健康传播活动对行为的影响

健康信息传播活动的效果研究主要聚焦于对公众健康态度的改变和对健康行为的干预。按照主体不同，健康传播活动可以影响医务人员的健康促进行为和患者的健康行为。

（一）对医务人员健康促进行为的影响

健康促进是指提高人们对健康的认知并维持其自身健康的过程。医务人员作为健康信息的传播者，在提升患者的健康管理能力中发挥着不可替代的引领作用。调查显示：医务人员健康科普工作参与率不足 50%，大多数未参与过健康科普工作的医务人员表示日常工作较为繁重，无法满足开展健康科普工作的时间和精力要求；未接受过健康科普的专业技能培训，缺乏专业的平台和途径。有研究指出，医务人员凭借良好的知识储备，在经过专业培训后，可以充分调动其在健康科普工作中的主观能动性，切实提高医务人员的科普实践能力。

参与过健康科普工作的医务人员延续了传统的健康教育模式，主要以住院患者及其家属为科普对象，围绕日常保健和疾病预防等方面开展健康科普工作。

医务人员在制作、传播健康科普作品过程中，结合个人的相关专业医学知识、受众的健康素养水平等特征，有针对性地进行科普创作，突出循证思维在科普中的应用，带动帮扶基层医务人员，为广大公众和患者提供权威科普知识，并引导科普创作者围绕指南进行二次创作，为患者及公众提供高品质、高水平、喜闻乐见的健康科普作品。

（二）对患者健康行为的影响

健康传播活动对于个体态度的改变主要体现在个体健康信念、认知水平、护患关系和形成或改变健康行为等方面。个体在应用媒体获取信息的过程中会潜移默化地影响其健康信念，也会提升他们的健康信息素养，这一过程对实际健康行为的转变至关重要。目前通过健康传播进行预防的疾病或疾病危险因素主要有艾滋病、吸烟、肥胖等。

1. 艾滋病　自艾滋病出现以来，人类与艾滋病的斗争从未停歇。目前我国艾滋病疫情整体处于低流行水平，艾滋病成为可预防可控制的疾病。但针对艾滋病的谣言和排斥仍然是感染者内心的枷锁，艾滋病也成为健康传播研究的主题。

艾滋病患者和感染者自我身份认同能改善患者的健康行为，通过了解艾滋病和获得亲友支持来促进身份融合，再通过向他人披露艾滋病患者身份，从而将艾滋病身份融入自我。父母通过阅读健康书籍来提升与青少年之间的沟通技巧，从而可以提高青少年应对艾滋病的自我效能。风险控制意识是艾滋病传播的关键性障碍，增加艾滋病风险控制意识有助于减少艾滋病的传播。所以未来的研究还应包括了解当代传播领域有影响力的来源以及艾滋病健康信息对预防、治疗和干预工作的影响。通过优化与艾滋病有关的人际沟通，推动包容性，倡导尊重消费者多样化的健康需求，提高健康素养并消除污名化。加强针对广大受众的艾滋病信息协调和传播，同时努力打击错误信息和虚假信息。

2. 吸烟　烟草造成的危害和死亡数量之多凸显了烟草控制作为全球公共卫生工作重点的紧迫性。在过去 20 年中，全球为遏制烟草流行做出了巨大努力，包括烟草控制的健康传播，是烟草控制措施（例如，烟草图片上的健康警示语、销售点的健康宣传活动、大学烟草预防教育运动、烟草控制媒体运动、烟草控制运动中的人际沟通等）的重要组成部分。由于控烟发展状况、公众健康素养和年龄以及证据复杂等因素，在降低吸烟率方面进展缓慢，收效甚微。未来为健康传播制定的烟草控制循证医学核心可以侧重烟草控制干预措施的有效性，如移动健康技术干预措施，并纳入更多高质量和大规模的随机对照试验。

3. 肥胖　肥胖是威胁人类身心健康的重要风险因素，它不仅可能诱发心血管疾病、糖尿病和肝癌等，还会引起自卑、抑郁等心理问题。社交媒体提供的信息支持能帮助肥胖者戒掉不良的生活习惯，养成正确的饮食和运动观念，实现科学瘦身。例如，社交媒体提供的鼓励、理解、同情、倾听、保密等情感支持能帮助其增强坚持瘦身的信心。社交媒体提供的评价支持是指用户在分享自己减肥的经历后，会得到其他人的评价，强化了自我监督，通过他人的评价，刺激自身回归正轨。这种评价支持的成本低，比传统请私人教练指导瘦身更具性价比并能提高减肥项目的实际参与率，使人们能更便捷地运用它参与瘦身项目，提升覆盖率和参与度。

案例 2-1 分析讨论

1. 根据跨理论模型，王女士经历了行为改变的 5 个阶段，分别是控制血糖的前意向阶段、意向阶段、准备阶段、行动阶段及维持阶段。在这个过程中，王女士自我意识到自己病情的严重性，通过他人的帮助，通过不断地坚持治疗，最终将血糖控制在稳定水平。

2. 首先要给王女士传播糖尿病相关健康知识，提高王女士对糖尿病的认知水平，使其深刻认识到不控制血糖的危害。其次通过健康手册、小视频等，给王女士提供维持稳定血糖需采取的具体行为策略，方便王女士学习和记忆。最后定期随访监测王女士的血糖控制水平，及时调整其健康行为，如有特殊情况，劝说其去医院接受专业正规治疗。

（刘永兵　孙慧平）

第二节　个体心理认知与行为

> **案例 2-2**　　　　　　　**护生从事老年护理工作的意愿调查**
>
> 　　截至 2020 年 11 月 1 日，我国 60 周岁及以上人口 26 402 万人，占总人口的 18.70%，其中 65 周岁及以上人口 19 064 万人，占总人口的 13.50%。我国老年人整体健康状况不容乐观，超过 1.8 亿的老年人患有慢性病，失能、半失能老年人约 4000 万，家庭养老负担加重，对养老机构的需求增加。按照国际标准，每 3 位失能老年人需要配备 1 名养老护理人员，我国将需要近千万养老护理人员。然而目前养老机构工作人员近 30 万人，取得养老护理员职业资格证书的仅有 5 万人，无法满足我国对养老护理人才的需求。但在老年护理人才缺口巨大的现状下，诸多研究显示，护生对从事老年护理工作兴趣较低、意愿不强。有研究对 647 名大一护生从事老年护理意愿进行调查，不愿意从事老年护理工作的有 385 人，占 59.5%。另一项研究调查了 500 名在校本科护生，仅有 40.4% 的护生毕业后愿意从事养老护理工作。
>
> **问题：**
> 1. 护生不愿意从事老年护理工作的原因有哪些？
> 2. 如何才能提高护生从事老年护理工作的意愿？

一、心理认知的概念

（一）定义

　　认知心理学（cognitive psychology）是 20 世纪 50 年代中期在西方兴起的一种心理学思潮和研究方向。广义指研究人类的高级心理过程，主要是认识过程，如注意、知觉、表象、记忆、创造性、问题解决、言语和思维等。狭义相当于当代的信息加工心理学，即采用信息加工观点研究认知过程。其历史背景，可以追溯到两千年前的古希腊时代。

（二）研究特点

　　认知是人类行为基础的心理机制，其核心是输入和输出之间发生的内部心理过程。通过可观察到的现象来推测观察不到的心理过程。

二、心理认知与行为的相关理论

（一）动机理论

　　动机理论是心理学家理论性和系统性地解释行为动机的本质及其产生机制的理论和学说，被广泛应用于传播领域。动机理论认为动机具有三个方面的功能：一是启示性，动机是推动人们行为产生的直接原因，是行为发生的前提条件；二是方向性，动机使得行为具有一定的方向，并驱使人们朝着既定的目标前进；三是坚持性，动机对行为具有维持和加强作用。

（二）计划行为理论

　　计划行为理论（theory of planned behavior，TPB）是艾奇森（Ajzen）在 1991 年正式提出的用于解释态度是否能预测行为，以及何时和如何预测行为的社会心理学理论（图 2-4）。TPB 主要由 5 个部分组成。

　　（1）行为态度（attitude behavior，AB）：指个体对执行目标行为的喜爱或不喜爱程度。

　　（2）主观规范（subjective norm，SN）：指个体在决定是否执行某一特定行为时所感知到的社会压力，多受周围社会环境和他人等因素的影响。

（3）感知行为控制（perceived behavioral control，PBC）：指个体在执行行为时感知到行为的难易程度，反映个人过去的经验以及预期的障碍。

（4）行为意向（behavioral intention）：指个体对采取某一行为的主观概率判定，反映了个体采取某一行为的意愿，是 TPB 结构的中心内容。

（5）行为（behavior）：指个体在特定时间、环境下对采取的行为做出的可观测的反应。

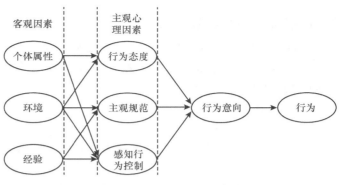

图 2-4　计划行为理论模型

（三）技术接受模型

技术接受模型（technology acceptance model，TAM）：是戴维斯（Davis）在 1986 年基于理性行为理论所提出的，模型最初用于解释个体对计算机技术的使用行为，为了深入探讨各领域研究对象的使用行为影响因素，他和文卡塔斯（Venkatesh）对 TAM 模型进行了修正，扩展了外部因素（感知风险、主观规范、比较优势、兼容程度、复杂程度、网络外部性），增加了认知过程的相关变量，如图 2-5 所示。该模型主要目的是分析用户对新事物、新技术的接受程度。

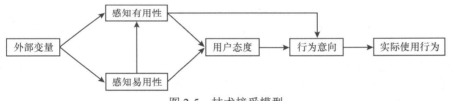

图 2-5　技术接受模型

（四）技术接受扩展模型

2000 年文卡塔斯和戴维斯对改进的 TAM 进行扩展并将新模型命名为 TAM2，如图 2-6 所示。TAM2 着重分析感知有用性和使用意向的影响因素，并概括为社会影响和认知工具。其中社会影响包括主观规范、自愿性和使用者形象 3 个研究变量；认知工具包括工作相关性、输出质量、结果展示性和感知易用性 4 个研究变量。7 个研究变量中，除自愿性变量对主观规范和使用意向之间的关系具有调节作用外，其他 6 个研究变量都直接对感知有用性或使用意向产生直接影响。另外作者还提出，经验对主观规范和使用意向之间的关系以及主观规范和感知有用性之间的关系也都存在调节作用。

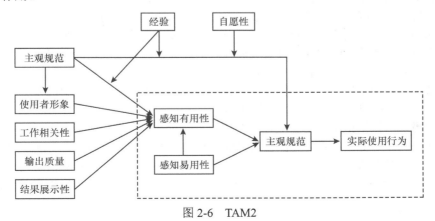

图 2-6　TAM2

（五）整合型技术接受模型

2003 年，文卡塔斯等在对技术接受模型、理性行为理论、动机模型等 8 个模型实证分析的基础上将其有机整合，构建了整合型技术接受模型（unified theory of acceptance and use of technology，UTAUT），如图 2-7 所示。

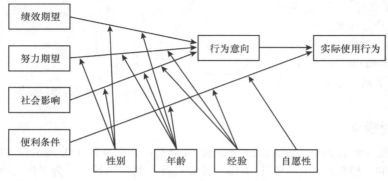

图 2-7　整合型技术接受模型

三、个体心理认知对行为的影响

1. 行为意向　是指使用者在面对某新技术时，想要采用这种技术的意愿。它是影响个人某一特定行为的激励因素，是人们愿意付出努力去实施该特定行为，并计划付出多大努力去实施的程度。

2. 态度　是指对某特定行为的情绪反应。早期的心理学模型认为，态度可直接引发行为意向，但事实上，两者也不是线性关系，还会受到其他因素的影响。很多时候，也有可能是在人们实施了某种行为之后，才改变了自己的态度。

3. 绩效期望　是指个体感知使用某项技术可以提高工作绩效的程度，是影响使用意愿的显著因素。绩效期望的影响因素包括知觉有用性、工作相关性、相对利益以及结果期望。绩效期望能对行为意向产生积极影响，应提升个体的优势认识，加强其绩效期望。

4. 努力期望　来源于感知易用性和复杂性等变量，努力期望是指患者认为使用新型医疗服务的难易程度，是使用意愿的决定因素。有用性、复杂性以及容易使用都是努力期望的影响因素。如患者感知新技术/方法操作简单、容易掌握，则其使用意愿也会增强。如中老年人在使用新型医疗服务时面临更大的挑战性，由于随着年龄增长，出现老花眼、认知功能降低以及机体活动能力减弱，与青年人相比，他们使用新技术、新方法的意愿并不高。

5. 社会影响　是指个体意识到的周围群体认为其是否应该使用新信息技术来治疗疾病的影响程度，在同一群体中，其他人的价值、态度、信念和行为会对个体的行为造成强烈的影响。可以将影响社群的因素分为主观规范、社会因素、公众形象 3 个层面。医护人员的态度对患者的意愿影响最大，可能与患者认为医护人员具有较高的权威性有关。家庭成员的积极态度以及病友群体的互动交流均可鼓励患者采纳新型医疗服务。

6. 便利条件　是指个体感知现有的组织和技术设施能够支持其技术使用的程度。影响便利条件的因素有认知行为控制、促成条件、一致性等。

7. 知识和意识　提供信息只是影响行为改变的第一步。当人们获取信息之后，再根据信息的指示采取行动。向人们提供信息，会激发人们的兴趣，引发需求，最终促发行动。但这个过程并不是线性的，只有对于那些公众关注度极高的问题，或与公众自身利益有着密切关联的事物（如水污染），才能仅靠提供信息就可改变人们的行为。否则知识和信息很难引发人们的行为改变。

8. 习惯与常规　俗话说"习惯成自然"，人们的很多日常行为因为多次重复而定型，所以行为在发生时几乎常常不受意识的控制。例如，人们总是习惯上把电器放置到待机状态，或在刷牙时保持水龙头继续出水。这些行为常常是无意识的、很难解释或合理化。针对这些行为的传播活动，首先就是要使人们意识到这么做的问题所在。通过环境媒体传播健康信息，会产生极佳效果。如在洗手池附近张贴关于洗手预防流感的信息，会吸引人们主动洗手。在动车组列车的卫生间张贴"吸烟会导致列车急停"标识，在飞机机舱卫生间中张贴"在航班上吸烟将面临刑事处罚"标识，会起到良好的控烟效果。

9. 自我效能　也被称为代理或想象到的行为控制力（perceived behavioral control），是指人们关于自己是否能够成功实施某种行为或实现预期效果的自我感觉或信念，而不是指一个人真正的能力或实现特定目标的能力。自我效能感决定着人们是否愿意尝试或准备改变某种行为，缺乏自我效能感是行为改变的主要障碍之一。人们的自我效能会受到很多因素的影响，包括过去的经验或个人信念（如有的人天生比其他人更悲观）。人们对扭转气候变化的行动普遍缺乏自我效能感，因为他们意识到这个问题太大，个人是无能为力的。传播活动重要的是增加人们的自我效能感，提出清晰的指南，使特定的行为看起来更容易实现，或提供其他人成功改变的证据或说明，或提供实用技能。如为人们提供"每周少开一次车，会减少人类对气候的不良影响"等信息，会使人们产生作为个体在阻止气候变化方面的自我效能感。

10. 情绪与情感　通过影响人们的态度、习惯或自我效能感而间接影响行为，也可直接促使行为发生转变。开展旨在激发情感的传播活动，必须找到引起情感反应的因素。

案例 2-2 分析讨论

　　1. 护生不愿意从事老年护理工作的原因主要有以下 4 种。①护生对老年人的态度消极：护生对老年护理工作可能存在认知偏差。②缺少与老年人接触及沟通技能：护生与老年人的接触少，造成他们之间沟通出现障碍。③家庭及社会因素：社会认可度低，薪资少。④人才培养目标定位不明确、知识体系构建不完善：护生对老年护理知识掌握不够全面，导致护生对老年人不能进行有效护理，缺乏事业成就感。

　　2. 增加护生与老年护理接触的机会。①宣传国家老龄事业发展政策：如《"十四五"国家老龄事业发展和养老服务体系规划》，拓宽护生视野，使其明确党中央把积极应对人口老龄化上升为国家战略，以及国家应对老龄化的决心与投入，增强护生从事老年护理工作的信心。②鼓励护生多与老年人沟通交流：帮助护生有针对性地体验老年护理工作，可有效增强护生对老年护理的认同感。③开设老年护理学等相关专业性护理课程：帮助护生获得系统的人口老龄化和老年护理知识，提高对人口老龄化的认知水平。④开展老年护理讲座：举办老年护理职业发展空间、晋升机会等专题讲座，消除护生择业的疑虑与担忧，正确对待老年护理工作。

小链接　　　　**《"十四五"国家老龄事业发展和养老服务体系规划》**

　　国务院印发《"十四五"国家老龄事业发展和养老服务体系规划》，围绕推动老龄事业和产业协同发展、推动养老服务体系高质量发展，明确了"十四五"时期的总体要求、主要目标和工作任务。构建和完善兜底性、普惠型、多样化的养老服务体系，不断满足老年人日益增长的多层次、高品质健康养老需求，为护理事业发展提供新的发展机遇。提升护理人员的养老服务意识、相关文化素质及专业技能是影响我国养老服务事业的关键。

（刘永兵　孙慧平　张伊柠）

第三节　信息与媒体对行为的影响

> **案例 2-3**　　　　　　　　　　**"直播 + 健身"**
>
> 　　2022 年明星刘畊宏和妻子王婉霏通过抖音平台进行直播间 90 分钟瘦身操教学。平台数据显示，截至 2022 年 5 月 10 日，刘畊宏的抖音账号粉丝已达到 6000 多万。直播间观看人数破亿，单场人气峰值高达 4000 多万。网友们纷纷称自己是"刘畊宏女孩"，"刘教练"的直播间也正式出圈。除了网友的热捧，更有人民评论、央视新闻、新华网、南方都市报等转载刘畊宏直播视频，点赞并传递其健康减肥理念。
>
> 　　**问题：**
> 　　1. "刘畊宏女孩"喜欢跟刘教练直播健身的原因有哪些？
> 　　2. 请你谈谈通过抖音等社交媒体传播健康知识的优点和缺点？

一、社交媒体的概念

（一）信息的定义

　　1948 年，数学家香农在《通信的数学理论》的论文中指出："信息是用来消除随机不确定性的东西。"信息是指音讯、消息、通信系统传输和处理的对象，泛指人类社会传播的一切内容。在一切通信和控制系统中，信息是一种普遍联系的形式。

（二）社交媒体的定义

　　21 世纪是健康的世纪，健康已经成为大众、政府和学者一致关心的议题。健康传播从"提供生物医学知识"到"促进行为改变"的内容转变，对传播方式提出了更高要求，而社交媒体等新媒体形态的出现，则在很大程度上契合了这一转变。

　　社交媒体是信息传播的一种载体。社交媒体是互联网上基于用户关系的内容生产与交换平台，是近年来迅速发展的新型在线媒体，改变了以往信息单向传播的模式。社交媒体是人们彼此之间用来分享意见、见解、经验和观点的工具和平台，实现公众双向互动。其形式包括博客、图片及视频分享、论坛和社区等，国内主要为微信、微博、论坛，国外主要为 Twitter、Facebook、YouTube、Wiki。

　　从时间维度看，社交新媒体永远是一个相对的概念，是一个动态的、不断发展的概念。从传播技术角度看，它是利用数字技术、网络技术，通过互联网和宽带局域网，利用电脑、手机和数字电视等终端，向用户提供信息和娱乐服务的传播形态。从传播特征来看，它主要具有即时、海量、互动、个性化、融合的特征。

　　社交媒体在互联网的沃土上蓬勃发展，其传播的信息已成为人们浏览互联网的重要内容，不仅制造了人们社交生活中争相讨论的一个又一个热门话题，更进而吸引传统媒体争相跟进。社交媒体已经在信息和知识传播中发挥着不容忽视的作用。

（三）社交媒体健康传播的特征

　　健康传播定义为一种将医学研究成果转化为大众的健康知识，并通过态度和行为的转变，以降低疾病的患病率和死亡率，有效提高一个社区或国家生活质量和健康水准为目的的行为。

　　从非语言传播到语言传播，从官方传播到民间传播，从人际传播到大众传播，我国的健康传播正在逐渐走向大众化、人性化。社交媒体下的健康传播具有传播内容特色化碎片化、传播形式多样化、用户需求个性化等特点。

　　1. 内容碎片化　社交媒体的健康知识多为零散的知识片段，以快捷、简短、明了、易传播为主要特征，因此同时也存在片面、不完整、误导性等问题。

2. 时效性　相较于传统媒体需要花费大量时间由专业人士采集、制作传播作品，基于社交媒体的健康传播作品可以随时随地使用互联网，将最新的医学知识传播出去，加快了信息传播的速度。

3. 传播作品多样性　在互联网上，健康传播信息量大和开放性获取，人人都可以传播健康信息，实现了全球范围内的健康信息共享，并且大多数的信息都可以免费获取。同时社交媒体支持文本、图片、音频、视频等多种传播方式传播健康信息。

4. 双向传播　公众可以通过社交媒体进行双向互动，且既可以是信息的接受者，也可以成为转发健康信息的传播者。

5. 利群性　社群简单来说就是一个群。在群体中每一个集体都可以彼此共享信息，使得信息传递变得高效，拉近彼此的距离。

6. 多向性与个性化　信息传播的向度广，多种类型的信息在社交媒体中随机性传播。用户可以选择多种媒体进行传播，同时信息获取可以根据公众个人需求个性化获取与选择，平台根据个人检索特点个性化推送。

7. 信息缺乏过滤性　社交媒体时代，接收到的信息中不乏大量的伪科学信息，缺乏过滤性。社交媒体中谈论的健康话题都具有随意性，而且把关缺失，真实性无从确认。

（四）社交媒体的类型

1. 社交媒体渠道分类
（1）线下渠道：包括学校课堂学习，大众媒体如报纸、杂志等。
（2）浏览渠道：包括微信公众号、微博、网站、手机健康应用程序、论坛等。
（3）搜索渠道：包括搜索引擎、在线百科全书、问答网站；扫描渠道包括微信朋友圈、网站、微博、论坛。

2. 社交媒体交流形式分类
（1）社交网络：把有相同兴趣爱好的人聚集在一起展开互动。
（2）微博客：新浪微博，短小精悍的信息发布平台，利用文字、视频、图片吸引粉丝，粉丝可以转发评论点赞进行互动。
（3）社交书签：对于超链接收藏和分享的社交网站，使用者可以分享自己收集到的网络信息并整理分类，方便自己和朋友使用。
（4）社交分享：用户上传自己原创的视频、图片、音频来与其他网友进行互动，利用优质内容来吸引其他用户关注。
（5）博客与论坛：属于最早出现的社交媒体形式之一，用户通过发布内容并且与其他基于内容的评论进行互动，一些中小微企业和个人可以自建或者租用托管站点建立属于自己的博客和论坛来进行营销推广等操作，国内早期有新浪博客、网易博客、腾讯博客等。
（6）社交新闻：用户分享文章或者新闻，网站用户可以对这些文章或者新闻进行评价，社交新闻网站对于这些文章进行评级呈现给更多读者。

小链接　　　　　　　　**《"健康中国 2030"规划纲要》**

　2016 年 10 月，中共中央、国务院印发的《"健康中国 2030"规划纲要》中就明确要求："普及健康科学知识""各级各类媒体加大健康科学知识宣传力度""利用新媒体拓展健康教育"。为提高新冠疫情期间全民健身的参与度，国家体育总局于 2020 年 1 月 30 日颁布《关于大力推广居家科学健身方法的通知》，要求各地的体育部门要结合当地实际情况，推出更加方便简洁、科学有效的居家健身方法，明确提出利用 PC 端、互联网等技术开展线上体育活动。

二、社交媒体与行为

（一）健康信息获取行为

信息搜寻行为指的是主体为满足自身需求而展开的有目的的搜寻信息的活动。健康信息搜寻行为定义为人们由于意识到某种健康信息需求而从选定的信息渠道获得健康信息的活动，是个体寻求有关健康、健康促进、健康风险和疾病等健康相关信息的方式。

健康信息搜索分为 6 个步骤。①信息寻求动机：动机可以来自自身，也可以来自环境，用于引导个体寻求信息。②信息目标：如搜索的时机、信息渠道、类型等。③是否下定决心搜索信息：个体决定是否搜索信息受到既往固有的信息量、信息类型，以及本次信息搜索付出与收益比值的影响。如果预期成本（如时间、经济支出、信息寻求过程中的焦虑、挫败感等负性情绪）远大于收益（高质量的新信息、更少的负性情绪），那么主动健康信息获取行为将不会再产生。④查询行为的产生：包含 2 个维度，搜索程度和搜索方式。搜索程度由研究范围和深度组成，与最终获得的信息搜索量有直接关系。搜索方式关系到信息来源或渠道，通常情况下个体混合使用这两种信息来源，不同个体在这两个维度上均存在差异。⑤信息获取和整理：在获取信息后，个体会对所获信息进行评估，会对个人认为新颖、科学和与个体处境相关等有用的信息印象深刻，同时在这些信息的激励进行下一步的信息寻求。⑥信息充分性决策：个体通常会评估比较信息需求、所获信息和搜索信息的成本和收益来决定是否进行下一步的信息搜寻。社会人口学特征、性格差异、人际关系和环境、获取信息所需要的成本、信息的利用价值、获取信息的动机以及过去的经验都会直接影响该行为。在这一过程中，患者不仅是主动的信息寻求者，同时也是被动的信息接收者。

1. 健康信息获取行为的特点

（1）信息源：网络是获取健康信息的重要和主要途径，通用搜索引擎是用户最常用的搜寻工具。

（2）搜寻动机和满意度：搜索动机主要研究包括动机类型研究和动机强度研究，还包括用户偶然的、无目的的健康信息使用行为研究，任务类型、用户期望、感知价值、感知质量等都会影响用户健康信息搜索满意度。

（3）社会人口学特点研究：性别、年龄、种族、国籍、宗教信仰、婚姻状况、居住区域（城市或农村、不同国家和地区的对比研究）、受教育程度、经济状况等因素都会在健康信息搜寻行为研究中。

（4）具体类别的健康信息搜寻行为：主要是对某种具体疾病或症状、特殊群体的信息搜寻行为分析，如癌症和糖尿病患者、残疾人等。

2. 健康信息获取行为的影响因素

（1）信息技术：为健康信息的分享、传播、获取与利用提供了设备和技术支持，也推动了健康信息行为和用户健康素养的变化。

（2）信息素养和健康素养：健康素养与健康知识、理念和健康实践有密切联系，信息素养与用户对在线健康信息的使用和态度紧密相关。

（3）信息质量：网络上提供的健康信息质量参差不齐，感知信息质量、对在线健康信息的依赖、网络健康信息可信度等因素经常出现在健康信息行为研究模型中。

（4）健康因素：包括健康信念、健康交流、健康关注度、既往史（如是否患重大疾病）、身体状况等，如个体对癌症遗传可能性的信念会影响信息搜寻行为和健康行为。

3. 新媒体下健康信息获取的特点

（1）裂变式信息促进健康信息获取：新时代所催生出的社会化媒体，表达形式与平台极为丰富，赋予每个人创造并传播内容的能力，这就毋庸置疑为传统健康传播带来新的机遇。在社交媒体平台，如新浪微博，以减肥、美容、健康生活等为用户名的用户占很大比例，且很大一部分的用户达到几十万的粉丝数量，相当于一个小型的传播媒介，一条有关健康行为、疾病预防的 40 字以内的博文都会达到较高的转发量，使得健康信息在社交媒体这个平台上得以裂变式有效传播，几何式增长，更多的受众会更容易接触到健康的行为信息，为行为方式的转变打下基础。

（2）健康信息获取凸显个人健康需求：新媒体使得健康信息更加以人性化方式进行传播成为可能。互联网的出现使传统民众对信息的获取更加方便、快捷，受众越来越希望被个体化对待，而新媒体平台的即时反馈成为健康传播者分众传播的依据。同时，健康传播重在为有需求的受众进行服务，新媒体为精准、方便的服务提供了合适的平台，使"一对一"式的健康资讯传递成为可能，在此基础上，大众传播有了人际传播的优点，一问一答、相互交流，将明显改善传播的效果，特别是对特殊分群受众的特殊行为改变，有着不可比拟的优势。

（3）健康信息获取者亦是健康信息的传递者：公民个人能够通过网络媒体和移动新媒体及时有效地反馈信息，使健康传播的信息来源多渠道化、信息互动更及时，极大促进了健康信息的流动以及健康传播内容的丰富。手机报的温馨提示和越来越成熟的移动 APP 更为健康信息的传递提供了方便。在我国，人们历来对身体的亚健康状态缺乏重视，加上目前难以有效解决的"看病难、看病贵的问题"，大家已经习惯了"生病才就医"的生活方式，而利用此类便携式的手机应用程序时时刻刻对人们的健康状况作出预警并提出适当建议，使个人能够及时得知自身健康的内在威胁，并积极参与应用所建议的健康方案，继而采取行动来加强自身健康状况。

（4）受众信息接收的主动性大大加强：传统的大众媒体由于有着特定的播出时间，受众必须遵照传播者的安排、定时守候才能接收到资讯。而互联网的非同步性使得受众可以随意选择自己合适的时间收听、收看资讯内容。尤其在社交媒体平台上，转发、共享健康信息的用户都是真正有需求的受众，他们会认真读取信息、接受信息并根据信息提供的建议来改变自己的行为模式，信息传播的有效性大大增强。

（二）社交媒体传播对健康相关行为的影响

由 20 世纪初广泛传播的感染性疾病向 20 世纪末的行为性疾病转变。这些疾病发生的主要原因与生活方式和行为有关，我国目前死亡率最高的三大疾病——肿瘤、心脏病、脑血管意外，都与行为因素密切相关。以此为契机，健康传播在内容上正在实现从"提供生物医学知识"到"促进行为改变"的重要转变，行为与生活方式指导成为健康传播的重要信息内容。而这一传播信息的转变，对传播的途径、方式等产生了更高的要求，新媒体在这一转变中起到了重要的作用。

健康传播的重点是通过健康信息的传递，达到说服人们改变不健康行为，继而减少慢性疾病的发生的目的，是一种说服行为。1981 年，传播学者丹尼斯·麦奎尔（Denis McQuail）完整地阐发了他的传播说服矩阵，提出影响传播效果的自变量，包括信源、信息、信道、信宿和目标五个主要要素。

麦奎尔特别强调，说服研究的重点是"谁"在传递信息？由此可见，信源作为整个突发事件传播行为的引发者，对其传播效果有着决定性的影响。卡尔·霍夫兰（Carl Hovland）等对信源的可信性与说服效果的关系进行了实证考察，他们提出了"可信性效果"的概念：一般来说，信源的可信度越高，其说服效果越大，可信度越低，说服效果越小。新媒体时代，信源是匿名和多样化的，零技术、零成本，进入门槛低，技术含量低，言论表达自由，使得社会化传播平台的信源具有平民性和普遍性。参与者都是具有相同背景相同观念的普通平民，信息的接受者和信息的传播者在传播背景上具有极高的相似性，甚至有些信息传递者还会现身说法进行健康交流，信源与信宿的相似性使信源可信度大大提高，受众在接受信息时更是没有任何的抵触心理，进而会成为新的信息源将信息进一步扩大。信息形态的变化也是传播效果得以有效实现的重要因素，诉诸理性和诉诸情感的信息传播效果差别就会很大，新媒体平台的健康信息传播更加注重应用人性化、口语化的接近性较强的语言，区别于传统健康信息的生硬描述，更易被受众接受和消化。

健康信息传播的效果研究主要聚焦于公众健康态度改变和对健康行为的干预。健康相关行为改变主要包括健康的生活方式、疾病预防行为、遵医行为、健康信息共享行为等。

1. 健康生活方式的改变

（1）营养健康：社交媒体提供的信息支持能帮助使用者戒掉不良的生活习惯，养成正确的饮食习惯。但媒体也会传播负面的健康信息，如有学者发现朋友在社交媒体中发布的聚会或饮酒照片会刺激青少年产生吸烟饮酒行为。

（2）运动健康：社交媒体在运动健身的促进中也发挥着重要作用，它具有提供专业知识、专业服务的工具属性。社交媒体还通过社交和社会动员以实现健康传播与健康促进的效果。社交媒体通过改变人们对运动社会规范的判断来影响人们的运动意向，如好友在社交媒体上发布的关于自身形象的照片会致使用户不自觉地将自己的形体与好友的形体进行比较，由此促进形成健身意向。

（3）心理健康：社交媒体对心理健康既有正向的影响，也有负向的影响。一项对大学生心理健康的研究中指出，社交媒体环境变化能够更好地丰富大学生学习和信息交互途径，更好地加深学生对心理健康的理解，更好地培养学生的心理素质。社交媒体的创新应用可以帮助教师开展多元化的心理健康教育，帮助学生提高心理健康水平。但社交媒体中也充斥着很多负面信息，学生的心理素质不足会使其在心理层面产生与个人认知的偏差，容易使其走向极端。

2. 疾病预防行为的改变　社交媒体上包含各种疾病的基础和护理知识，患者可以足不出户就能获取所需要的知识，甚至是家庭治疗方案，从而预防疾病的发生或发展。已有大量研究证实社交媒体对于预防艾滋病、吸烟和控制高血压、高血糖都有很好的效果。

3. 遵医行为的改变　专业医护人员通过微信健康教育可以帮助乳腺癌术后出院患者提高遵医行为，有效的康复指导能加快疾病治疗进程，提高患者生活质量和促进疾病全面康复。

4. 健康信息共享行为的改变　社交媒体传播健康信息的情绪性、有用性、有趣性及相关性特征能通过影响用户的分享动机，促进健康信息传播行为。

（1）社会性动机：人们对其谈论和转发的信息内容在他人心中产生良好形象的期望。

（2）情绪性动机：富含情绪渲染的内容更容易引起共鸣而被传播。高夫（Gough）等对皮肤癌传播实验结果显示，震惊性信息能够产生更大的信息呈现，幽默性信息能够吸引更多用户参与。

（3）功能性动机：用户倾向于转发有实用价值的信息。如教育性信息能赢得更多人转发。

（4）信息性动机：用户为满足他人信息需求的利他主义而转发分享信息。研究发现人际交往等是用户主要转发动机。

案例 2-3 分析讨论

1. "刘畊宏女孩"喜欢跟刘教练直播健身的原因：①技术赋能。在线讲解健身知识、带领网络用户一起运动，对用户进行训练指导。②积极"社会情绪"共享。直播中的情绪、情感能够更丰富直观地表达、分享，受众也更容易受到情绪感染，产生强烈的共鸣。③时间、空间不受限制。使用移动设备，随时可以学习如何健身。④社会支持。相较于那些在放纵自我，在躺平摆烂中堕落群体的区隔度，获得社交圈层更高认可。

2. 优点：①形式多样。除了文本、图片、音频、视频外，还支持直播的方式，增加互动。②健康信息传播及时。在传播紧急的健康消息时可以快速扩散。③低成本。节约资金和时间。缺点：①可能存在虚假信息。不一定所有的健康信息都是专业人士发布的，信息的真伪难辨。②内容碎片化。非专业人士传播的健康信息偏个性化，不能系统地阐释健康信息。③缺乏针对性。传播的健康信息多为基础的知识，不能针对性指导特定的行为。

（冒鑫娥）

第四节　传播活动对健康相关行为的影响

案例 2-4　　　　　　　　　　　　**喝热水的由来**

喝热水一直是中国人的标配，无论是寒冬酷暑，还是生病或不舒服时，总能听到一句"多喝热水"的问候。那么大家什么时候开始养成了喝热水的习惯呢？

新中国成立后，国内掀起了一场轰轰烈烈的爱国卫生活动。当时政府全面加强了"喝热水""喝开水"的宣传和推广。此后，中央爱国卫生运动委员会一再号召"要反复教育群众喝开水和消毒过的水"。各种官方编撰的《农村卫生院课本》也一致要求"卫生员应当积极宣传喝开水的好处，带动群众养成喝开水的好习惯"。当时各种"喝开水防拉肚子、防传染病"的标语出现在街头和各大报纸上，由此喝开水的习惯开始深入到了中国老百姓的心中。

问题：

1. "喝热水"的宣传和普及对国人有哪些影响？
2. 请结合"喝热水"成功宣传的案例谈谈如何才能成功传播健康行为呢？

传播活动可通过广告、宣传、营销等方式将信息传递给公众。传播活动对于影响人们的健康相关行为具有重要的作用，可以增强公众对健康问题的认识，激发对健康的关注和重视，可以鼓励人们采取积极健康的生活方式，改变不良的健康习惯。本节将分析传播活动对健康相关行为的影响及其原因，并提出相应的对策。

一、相　关　概　念

健康相关行为（health-related behavior）的概念分为广义、狭义、学术层面三种，广义的健康相关行为是指一切与健康或疾病有关的行为。狭义的健康相关行为是指个体在社会生产和生活活动中采取的对待其他事物的行为应激，这种行为应激将对行为主体的心理或生理健康产生间接或直接的影响。从学术层面来讲，健康相关行为应当定义为那些对健康结局起到直接或间接影响作用的行为，既包括个体行为，也包括群体行为。

传播活动是指通过各种渠道和媒介向公众传递信息、知识、观念或理念的行为。这些活动旨在影响公众的态度、行为和决策，从而达到特定的目标。传播活动可以采用多种形式，包括广告、宣传、公共关系、教育、社交媒体等。它们可以用于推广产品或服务、传达健康知识、倡导社会问题解决方案、引导公众行为变革等。传播活动通常涉及以下五个方面。①目标设定：确定传播活动的具体目标，明确希望达到的效果和影响。②受众分析：了解目标受众的特征、需求和态度，以便有效地定位和定制传播内容。③信息传递：选择合适的传播渠道和媒介，将信息传递给目标受众，并确保信息的准确性、清晰性和吸引力。④创意设计：制定吸引人的传播内容和创意，以引起目标受众的兴趣和共鸣。⑤评估和反馈：对传播活动进行评估，了解其效果和影响，根据反馈进行调整和改进。

二、健康相关行为的类型

按行为对行为者自身和他人健康状况的影响，健康相关行为可分为促进健康行为和危害健康行为两大类。

（一）促进健康行为

促进健康行为（health-promoted behavior）指个体或群体表现出的、客观上有益于自身和他人健康的一组行为。促进健康行为主要具有有利性、规律性、和谐性、一致性、适宜性等特点，促进健康行为强调对自身与他人健康的益处以及行为内在与外在表现和谐。

促进健康行为可分为五大类:

1. 基本健康行为 指日常生活中一系列有益于健康的基本行为,如合理营养、平衡膳食、积极锻炼、积极休息与适量睡眠等。

2. 戒除不良嗜好行为 指的是戒除日常生活中对健康有危害的个人偏好,如吸烟、酗酒与滥用药品等。戒烟、戒毒、戒酒与不滥用药品等属于戒除不良嗜好行为。

3. 预警行为 指对可能发生的危害健康的事件预先给予警示,从而预防事故发生并能在事故发生后正确处置的行为,如驾车使用安全带,溺水、车祸、火灾等意外事故发生后的自救和他救行为。

4. 避开环境危害 这里的环境危害是广义的,包括了人们生活和工作的自然环境与心理社会环境中对健康有害的各种因素。以积极或消极的方式避开这些环境危害即属于这类行为,如离开污染的环境、采取措施减轻环境污染、积极应对那些引起人们心理应激的紧张生活事件等。

5. 合理利用卫生服务 指有效、合理地利用现有卫生保健服务,以实现三级预防,维护自身健康的行为,包括定期体检、预防接种、患病后及时就诊、遵从医嘱、配合治疗、积极康复等。其中求医行为指人们感到不适,或察觉到自己患有疾病时,主动寻求科学可靠的医疗帮助的行为;遵医行为指个体在确诊患有疾病后,积极遵从医嘱,配合治疗的一系列行为。

(二)危害健康行为

危害健康行为(health-risky behavior)指个人或群体偏离个人、家庭、学校乃至社会的健康期望方向上表现出来的,对健康造成直接或间接损害的行为,客观上不利于健康的行为。其主要特点为:①危害性。行为对个体、他人乃至社会的健康有直接或间接的危害。②稳定性。行为非偶然发生,有一定的强度和持续时间。③习得性。危害健康的行为都是在个体后天的生活经历中学会的。

危害健康的行为可以分为以下四类:

1. 不良生活方式 生活方式是指作为社会主体的人,为生存和发展而进行的一系列日常活动的行为表现形式,是人们一切生活活动的总和。生活方式一旦形成就有其动力定型,即行为者不必消耗很多的心智体力,就会自然而然地去做的日常活动。不良生活方式则是一组习以为常的、对健康有害的行为习惯,包括能导致各种成年期慢性病变的生活方式,如吸烟、酗酒、缺乏运动锻炼、高盐高脂饮食、不良进食习惯等。不良的生活方式与肥胖、心血管系统疾病、早衰、癌症等的发生关系密切。

2. 致病行为模式 是导致特异性疾病发生的行为模式,国内外研究较多的是 A 型行为模式和 C 型行为模式。A 型行为模式是一种与冠心病密切相关的行为模式,其核心表现为不耐烦和敌意。有关研究表明,具有 A 型行为者冠心病的发生率、复发率和死亡率均显著地高于非 A 型行为者。C 型行为模式是一种与肿瘤发生有关的行为模式,其核心行为表现是情绪过分压抑和自我克制,爱生闷气。研究表明:C 型行为者宫颈癌、胃癌、结肠癌、肝癌、恶性黑色素瘤的发生率高出其他人 3 倍左右。

3. 不良疾病行为 疾病行为指个体从感知到自身有病到疾病康复全过程所表现出来的一系列行为。不良疾病行为可能发生在上述过程的任何阶段,常见的行为表现形式有疑病、恐惧、讳疾忌医、不及时就诊、不遵从医嘱、迷信乃至自暴自弃等。

4. 违反社会法律、道德的危害健康行为 吸毒、性乱等危害健康的行为属于此类行为,这些行为既直接危害行为者个人健康,又严重影响社会健康与正常的社会秩序。如吸毒可直接产生成瘾的行为,导致吸毒者身体的极度衰竭,静脉注射毒品,还可能感染乙型肝炎和艾滋病。不良行为和生活方式对健康的影响需要经过较长时间才能体现出来,使得人们不易发现并理解不良生活方式与疾病的关系。一方面,一种不良生活方式与多种疾病和健康问题有关,而一种疾病或健康问题又与不良生活方式中的多种因素有关,致使人们不容易认清不良行为生活方式的危害,加之行为的习惯性，改变起来难度较大。另一方面，不良生活方式广泛存在于人们的日常生活中，且具有这样或那样不良生活方式的人较多，其对健康的危害是广泛的；当多种不良生活方式同时存在时，各因素之间能协同作用、互相加强，这种协同作用最终产生的危害，将大于每一因素单独作用之和。因此，需要十分重视行为生活方式对健康的影响，进而通过行为改善提高人群健康水平。

三、健康相关行为的影响因素

1. 人口学因素　性别、年龄、婚姻状况、经济收入和受教育程度都直接或间接影响着健康相关行为。男性由于社交需要和压力外化的原因，更易做出吸烟、饮酒等危害健康行为，女性由于性格特质和角色需求常缺乏运动。年龄也是影响健康相关行为的一个重要因素，随着年龄的增长，社会地位的提升，时间的宽裕，个体逐渐意识到健康的重要性，因此主动重新采取健康行为的生活方式。稳定的婚姻或情感状态对健康促进行为有积极的影响，没有伴侣的个体更倾向于采取危害健康的行为方式，如不定期吃早餐、酒精摄入和不参加健康体检等。低经济收入、受教育程度低人群其接触卫生保健资源，理解和学习健康相关知识的机会和能力较弱，导致更易采取一些不健康的行为方式。

2. 个体认知因素　包括行为者的自身需求，认知水平，自我效能，对特定人、事物的态度和情感、意志力等方面。自我效能指个体对自身在未来能够完成某种目标行为能力所持的信念。自我效能越高的人面对自身健康状况和问题时，越能相信自己可以通过努力恢复和维持健康，因此拥有更高的积极性和主动性去采取和维持健康行为。

3. 社会支持因素　指从家人和朋友等其他社会网络成员那里获得的健康促进行为的感知支持，包括情感支持和物质支持。家庭成员之间的相互影响，包括祖父母、父母与子女之间的相互影响等，这些影响常导致家庭成员之间健康行为的相似度高于非家庭成员，出现"家庭聚集现象"。研究显示父母经常参加体育锻炼的中国青少年每天锻炼1小时的报告率远高于父母不参加运动的群体。另外，同伴支持也会对个体产生重要影响，研究显示同伴饮酒对美国年轻成年女性饮酒有显著的影响。

4. 社会环境因素　社会环境因素的范围较广，包括经济、人口、文化、法律法规、社会制度、风俗习惯、就业情况、自然条件、人工设施等。个体所处社区的体育设施、卫生服务设施等的可及性与个体体育锻炼、健康体检和就医行为等的健康促进行为相关。有研究发现住所附近的体育运动场所可及性越好，初中生每日锻炼时间越长。

5. 教育与学习因素　在行为发展的早期阶段，模仿是学习的重要方式，但行为发展进入自主阶段后，需通过系统教育和强化来学习。这种较高层次的学习过程比较复杂，主要是在教育者的启发下，学习者全面理解和认识目标行为，使之对行为习得的需要上升到理性层面，再实现主动的行为学习，并使这些行为在不断强化中得以巩固。

6. 大众媒体传播活动　大众媒体信息量大，传播速度快，覆盖面广，对人群的健康行为形成的影响具有巨大作用。创新扩散理论是从群体层面解释健康相关行为的重要理论，其认为大众媒体传播是创新扩散的重要途径。大众媒体传播通过传播健康行为的知识和倡导健康的行为方式，对大众采取健康行为具有行动提示和激励的作用，同时对不健康生活方式的个体具有行为说服作用。德金（Durkin）等发现潜在接触反吸烟广告与后续戒烟有关。此外，研究发现吸烟者常阅读含有成功戒烟范例的新闻报纸会有更强的戒烟意向。

四、传播活动对健康相关行为的影响

1. 提供健康信息和教育　传播活动可以向公众传递准确、科学的健康信息和知识，提高他们对健康问题的认知水平。通过教育和宣传，人们可以了解有关健康行为的重要性、好处以及如何采取正确的行动来维护和促进健康。

2. 塑造健康态度和信念 传播活动可以通过情感和说服手段塑造人们的健康态度和信念。通过有效的传播策略，可以激发公众对健康行为的兴趣和意愿，改变他们的态度和看法，使他们更倾向于采取积极的健康行为。

3. 激发健康行为和行动 传播活动可以通过信息、鼓励和启发，促使公众采取具体的健康行动。它可以提供实用的建议和行动计划，激发人们主动改变不健康的行为习惯，如增加体育锻炼、改善饮食习惯、戒烟等。

4. 建立社会影响和规范 传播活动可以通过社会影响和规范的建立，推动健康相关行为的普及和接受。当公众看到身边的人或社会中的角色模型采取积极的健康行为时，他们更有可能效仿并采取相似的行动。此外，传播活动还可以促进社会对健康行为的认同和支持，使之成为社会的共同价值。

5. 改善健康环境和政策 传播活动可以促使社会和政策环境的改变，以支持健康相关行为的实施。通过传播健康问题的重要性和需求，可以引起公众和政策制定者的关注，推动制定健康倡导政策、提供健康服务和资源，创造有利于健康行为的环境。

小链接	与健康显著相关的简单行为

美国学者布莱斯勒（Breslow）等依据对近 7000 人为期 5 年半的研究，发现了 7 项与人们期望寿命和良好健康显著相关的简单而基本的行为。它们是：每天正常而规律的三餐，避免零食；每天吃早餐；每周 2～3 次的适量运动；适当的睡眠（每晚 7～8 小时）；不吸烟；保持适当的体重；不饮酒或少饮酒。

五、影响传播活动对健康相关行为的原因

1. 传播活动的广泛性 传播活动可以通过各种媒介向公众传递健康知识，如电视、广播、互联网等。这些媒介的广泛性使得传播活动可以覆盖到更多的人群，从而对公众的健康相关行为产生更大的影响。

2. 传播活动的权威性 也是对公众健康相关行为产生影响的重要原因之一。传播活动往往由专业的机构或组织进行，这些机构或组织具有一定的权威性和公信力，从而使得公众更加信任其传递的健康知识和信息。

3. 传播活动的可信度 也是对公众健康相关行为产生影响的重要原因之一。传播活动往往会提供相关的科学数据和研究成果，这些数据和成果的真实性和可信度会影响公众对传播活动的信任度，从而影响公众的健康相关行为。

4. 受传者的心理 在传播活动过程中应重点考虑受传者的心理特点和动机，提高传播的效果。受传者的心理：①求真。受传者同我们一样在接受信息时，首先会考虑信息的真实性，信息的真实性直接影响到传播的过程及效果。②求新。信息的新颖程度会影响受传者的感官，明快的传播节奏会让人更容易接受。③求短。冗长的内容只能让人感觉厌烦，这也是在开会时人们都会感觉又累、又困的原因。④求近。现代社会的人们更加关注生活中的细节，所以我们更应该站在他们的角度上去选择最佳途径。

5. 受传者的动机 受传者寻求与接受信息的动机包括：①消遣。无聊时作为打发时间的方法，如翻看刊物、看电视、上网浏览。②填充时间。如候诊时观看走廊里的宣传内容、电子显示屏上的文字。③解决疑难。发现自身问题，寻求答案或相关、相近答案，如利用电脑查询疾病、健康、保健内容等。④满足社会心理需求。掌握社会动态，关注生活中发生的事件、事故，在相关的事件中汲取经验和教训。

6. 受传者健康素养不足 健康素养是指人们获取、理解、采纳健康信息和服务，并利用这些信息和服务做出正确判断和决定，促进自身健康的能力。《"健康中国 2030"规划纲要》提出，

到 2030 年，全国居民健康素养水平达到 30%，研究显示：2022 年全国居民健康素养水平已达 27.78%。其中江苏省居民健康素养水平为 34.32%，高于全国平均水平。但总体来说健康素养依旧不足，健康素养不足容易导致人群会盲目相信网上的不实言论，使用一些不权威不科学的手段治疗疾病，甚至传播不实信息等。

7. 环境因素　影响传播活动对健康相关行为的环境因素包括自然环境和社会环境。其中自然环境尤为重要：是否是独立的宣传场所、是否有相对安静的环境、是否在居民区附近的社区、是否能让人接受等。社会环境涵盖了整个社会的大环境。

六、提高传播活动对健康相关行为的措施

1. 明确目标受众，采用灵活多变的传播方式　了解目标受众的特点、需求和行为习惯等信息，结合不同的传播渠道和形式，如社交网络、电视广告、户外宣传等，以覆盖更广泛的受众群体。有针对性地制定传播策略和内容。如针对老年人群进行健康传播活动时应充分考虑到老年人的生理和心理特点，在制作宣传小册子等文字材料时，印刷字体要大，并宜采用对比度较大的颜色，如黑、白颜色；指导老年人识记的材料要进行组织加工，信息应尽量简洁、通俗、直观，最好能结合老年人已有经验，使老年人易于接受。此外，健康教育工作者在指导老年人进行自我保健时，最好要予以适当的脑力锻炼和记忆训练，以延缓记忆衰退。在健康教育过程中，要尽量采取老年人喜闻乐见的方式，传播环境要轻松、自然，要鼓励老年人表达自己的感受和想法，以利于老年人情绪稳定，心情愉快，建立自信心。

2. 用适宜的传播技巧　健康传播的技巧主要包括：①信息必须简单扼要，中心突出。信息发布一般在 30 字，时长 90 秒以内，以小学六年级水平的人员能接受的程度为宜。美国危机传播专家提出，传播信息应该是"六年级水平的信息"。人们面临重大疾病出现时会十分焦虑和恐慌，没有心情听长篇大论。此时，需要以最简明扼要的语言将核心信息告知公众，给公众一颗定心丸，随着群众情绪的逐步稳定，再提供更多的信息。②开门见山，直奔主题。在相关信息传播的开头30 秒表达对事件的关注，并直接进入关系最密切的信息。③注意信息发布方法。提供有关具体行动的信息时尽量使用肯定句，就是告诉公众出现某种疾病应该怎样做，不是告诉不要做什么，使信息不需要加工，就直接被公众接受。④要不停地重复信息。不断地重复意味着可信度和持久的影响。而且每次重复都是进一步修正的过程，这样有利于扩大信息的覆盖面，提高信息的传播效果。⑤需要把核心信息转变成容易记忆的形式。可以采取数字化、押韵的口诀、缩略语等形式。如美国在炭疽恐怖事件发生时，发出的信息是遇有白粉末的信封，做到"不碰、不摇、不闻"，2004 年的世界艾滋病日宣传主题为"关注妇女、抗击艾滋"，这样简单的核心信息便于记忆与传播。⑥寻找权威人士或专家来支持传播活动，这可以增加传播活动的真实性和可信度，提高传播活动的权威性、公信力和影响力。⑦关注时效性和实效性。将宣传内容与当下热点事件或社会问题联系起来，让受众能够产生共鸣和认同感，促使其更愿意转化成行动。同时，需要及时跟进，评估宣传活动的实际效果，及时调整和改进传播策略。

3. 注重利用互动与反馈机制观察健康传播的效果　健康传播效果是指公众在接受健康信息后，在情感、思想、态度、行为等方面发生的反应。按照可以达到的难度层次由高向低分为四个层次。一是知晓健康信息。健康信息是指一切有关人的健康知识、技术、观念和行为模式。知晓健康信息主要取决于健康信息传播的强度、对比度、重复率、新鲜度、定位点和创意性等信息的结构性内容。二是健康信念认同。接受健康信息，并对信息中倡导的健康信念理解，认同一致。三是态度向有利于健康转变。健康传播者通过健康信息的传播，使公众获得知识，促进其从不利于健康向有利于健康的方向转变。健康的态度一旦形成，就具有固定性，成为一种心理定势，一般来说不会轻易改变。四是采取健康的行为和生活方式。这是健康传播效果的最高层次，也是对公众教育的最终目的。因此，我们在传播活动中需要加入互动环节和反馈机制，如问卷调查、投票、社

区讨论等，让受众参与其中，增强其积极性和参与度，也有利于了解受众人群对于健康传播效果的反映，及时进行调整。

4. 建立科学的健康传播活动网络 要在健康传播中利用现代高科技手段，建立信息网络，把网点建立在最基层的社区、乡镇，保证信息来源及时、全面、准确。社区健康传播是以社区为单位，以促进社区居民健康为目的的健康传播模式。以社区为场所的健康传播，旨在通过信息传播和行为干预，帮助社区中的人群掌握卫生保健知识，树立健康观念，改变不良的卫生习惯和生活方式，从而达到预防、控制疾病的目的。

5. 建立支持性环境 在健康相关行为改变的传播模式中，贯穿始终的社会支持是确保个体行为成功转变的有力保障。在健康传播活动中，良好社会支持环境的建立有利于人群作出健康相关行为的转变。社会支持主要包括两个方面：一是来自家庭、亲友和社会各方面（同事、组织、团体和社区等）在物质上和精神上的帮助和援助，它反映了一个人与社会联系的密切程度和质量。研究显示情感支持（emotional support）能让人们发泄情绪，分享个人所关心事物的感受，并获得安全感。精神支持则能增强人们在社会中被尊重、被理解、被同情的主观体验。二是指医疗服务体系，这里主要指适宜于健康促进的社区医疗机构。但是目前我国社区医疗卫生服务存在较多问题，例如社区医务人员人数不足，素质不高、设备更新不足，就医环境欠佳、政府对社区卫生财政投入的不足与滞后等，这些未来都需要进一步进行变革，以此来发挥社区在营造支持性环境中的作用。

6. 卫生监测与健康管理 在健康相关行为改变的传播活动中，很重要的一个环节就是监测，即对行为的改变过程进行全程监测。卫生监测应密切关注影响行为改变的各种危险因素，并及时将各种变化反馈给政策制定者，以便实时调整传播策略。如果说卫生监测主要来自外部，那么健康管理就属于"内部工程"。在社区医疗服务工作中，至少应实现以下两点管理职能：一方面，上级单位应积极对社区医护人员进行技术培训、政策与资源支持；另一方面，社区医护人员应通过健康教育来提高居民自我管理所需的基本知识、技能和自信心。而自我管理包括四个层次的内容：①患者日常的自我管理；②社区对患者自我管理的支持（家人帮助、病友互助）；③医务人员对患者自我管理的支持和随访；④卫生系统鼓励医护人员对患者自我管理的支持（培训如何支持患者自我管理、服务方式改变、循证医疗服务及决策、信息系统支持）。监测和管理是一个长期、系统的工作，只有形成了有效的运行机制和运行网络，其资源和信息才能被很好地利用。如何更好地、持续地进行监测和管理，将对今后的卫生事业和社会经济发展产生重大影响。

案例 2-4 分析讨论

1. "喝热水"的宣传和普及对国人的影响：①提高人群对健康问题的认知水平；②塑造人群的健康态度和信念；③激发人群主动采取健康行为，如主动喝热水的行为；④形成了健康行为的社会共同价值；⑤减少了某些疾病的传播，降低了人群的患病率。

2. ①明确受众目标，"喝热水"的传播对象是所有人群，所以选择传播方式要广且多样，要考虑老年人、儿童和年轻人的接受程度；②要适当的运用一些传播技巧，该案例列举了通过报纸以漫画方式并配饮水消毒的大字样进行传播，简单明了且直观；③要注意观察传播的效果，若受众群体反馈不佳应及时调整策略；④可以联合社区进行人群的教育；⑤建立支持性环境，"喝热水"健康行为的宣传后相继出现了水瓶、热水壶等一系列的产品来保障该行为的持续性；⑥健康行为的维持也需要监测和管理，可通过自我管理和他人管理等方式保证传播结果的稳定性。

（涂加园）

第三章 健康传播的主体

学习要求：

识记：健康传播的主体，健康传播的基本原则；健康传播者应具备的媒介素养与传播能力；融媒体时代下健康传播者应具备的传播能力。

理解：分析健康传播受众的需求，并改变态度和行为。

运用：能运用所学知识提高健康传播能力并进行健康知识传播。

第一节 概 述

> **案例 3-1**   "抖"出医务人员本色，四川大学华西医院官方抖音号正式上线
>
> 2018 年 12 月 12 日，四川大学华西医院进驻抖音，账号名称为"四川大学华西医院"。账号由该院宣传统战部负责，邀请 11 名有新闻传播从业背景的人员组成专业团队，并创造性地提出了"医学+科普"的内容创作模式。为保证内容的科学可靠，账号的内容都来自本院的专业医生或科室通讯员的研究成果。为此，医院专门组建了科普专家库，目前已拥有覆盖了医院 48 个部门/科室的 400 多位医生和护士。为保证传播效果，他们提出只有"科"不行，只有"普"也不行，面对专业性理论性太强的文章，他们通常会拿出一套通俗化的标准要求专家改写；如果改不了，就以填空题的方式让他们简写；无法简化的，就要求举个相似的例子，最后会由宣传部进行开头和结尾的改写，加入幽默和调侃元素，使科学内容变得生动有趣。截至 2023 年 8 月 14 日，该账号粉丝量 54.6 万，累计发布 414 条短视频，点赞量 156.8 万，目前在公立医院抖音账号中粉丝量排名靠前。
>
> **问题：**
>
> 1. 上述案例中健康传播的主体是什么？
>
> 2. 该健康传播主体在健康传播活动中，具有哪些特点？

健康传播的主体包括：健康传播人员和健康传播机构。

（一）健康传播人员

1. 健康教育人员   健康教育专业人员一般接受过系统的医学教育或培训，具有公共卫生、临床医学等医学专业技术职称，在健康教育专业机构、医疗卫生机构、医疗卫生类学会、协会或基金会等工作，指导其他健康传播者或机构开展健康教育和健康传播，此外，也会常常开展对个人或群体面对面的健康传播活动。但目前我国健康教育人员的整体素质和专业能力有待提高，特别是基层健康教育人才严重短缺、能力不足，难以满足人民群众日益增长的卫生与健康服务需求。因此，各级医疗卫生机构和健康教育领导机构应有计划有体系地进行健康教育人员能力建设，完善相关知识结构，补齐能力短板，提升健康教育专业人员的核心竞争力。

2. 医务人员   健康传播技能是医学职业技能的三大基石之一，是医护人员的基本职业素养。健康传播是疾病诊疗技术、临床治疗、护理和康复的重要组成部分，是《中华人民共和国执业医师法》《护士管理条例》等法律法规明确规定的医护人员的职责和义务。医务人员入行门槛高，一般具有全面而深入的医学知识，能够严谨、科学地阐述相关健康问题，正确地指导信息接受者的健康实践活动，使其取得相对好的效果，因此容易获得信任。医务人员对健康教育的认知和能力水平直接影响健康教育工作质量。为了推动健康教育专业能力建设，中国健康教育中心组织开展了专业人员能力建设标准研究，确定了 9 大能力领域，包括基本知识、需求评估能力、计划制定能力、干预实施能力、传播与沟通能力、评估与应用能力、组织管理能力、科学研究能力、倡导与动员能力。

3. 疾病预防控制人员 健康教育与健康传播是疾病预防控制工作的重要组成部分，与免疫接种一并成为预防疾病的两大核心工作内容。一般的疾病预防控制机构都设有专门的健康教育科室，开展疾病预防控制的健康教育和健康传播活动。疾病预防控制人员在健康传播活动中主要负责疾病预防知识的宣传与教育工作，该工作的开展不仅能够促进受众树立疾病预防控制的意识，还能在潜移默化中提高受众对健康知识的认知水平。同时，针对某些突发公共卫生事件，疾控机构可以及时提出解决策略，正确引导受众，使全社会积极、有序地参与到疾病预防控制工作中，保障社会的稳定发展。

4. 公共卫生人员 包括从事营养与食品卫生、环境卫生、放射卫生、职业卫生、妇幼卫生等公共卫生工作的研究人员和专业技术人员。党的十九大报告提出"实施健康中国战略"，《"十三五"卫生与健康规划》提出强化覆盖全民的公共卫生服务，在已经到来的"大健康、大公卫"环境下，公共卫生人员尤其是基层公共卫生人员，是落实公共卫生服务项目的直接实施者，公共卫生人员能力建设直接决定基层公共卫生网底的牢固性。2019年6月由国家卫生健康委负责制定的《健康中国行动（2019—2030年）》赋予了公共卫生体系重要职责，专业公共卫生机构承担着健康知识普及、妇幼健康促进、疾病防治等具体行动的各项工作。

5. 基本公共卫生服务人员 主要是指在我国基层社区卫生服务机构中从事基本公共卫生服务的医护人员，健康传播融合在健康教育、慢性病管理、免疫接种等多项基本公共卫生服务中。在以人民健康为中心，共建共享"健康中国"的新格局下，基层医疗机构基本公共卫生服务人员作为公共卫生体系人才队伍的重要组成部分，是维护人民健康的有力支撑，也是落实"健康中国"战略的重要保障。

6. 健康相关媒体采编、制作人员 是指从事健康科普类报刊、广播节目、电视栏目等信息采集、编辑、刊/播出的专业人员，包括新闻记者、编辑等，他们开展的健康传播活动一般需要接受医疗卫生专业机构的指导或支持。传播介质的改变将媒体推向了全媒体平台、多介质的融媒体传播新时代。媒体机构及其成员不仅进行了专业的信息采编制作工作，同时也担任了"把关人"（gate keeper）的角色，决定着信息的取舍和流向。记者对健康信息的选择和报道，编辑选用哪些稿件以及版面编排，电视节目剪辑决定保留和删减哪些镜头等，都体现了媒体及其成员在健康传播过程中起到的把关人作用，影响着健康传播活动的呈现和效果。总的来说，在健康传播活动中，媒体体现了健康信息传播者和把关人的双重角色。

7. 学校、企事业单位的健康保健人员 我国的中小学校大都配备有医疗保健人员，他们承担着学生防病保健、急救、讲授健康教育课等职责和任务。在我国大部分中学配备心理咨询师，负责学生的心理健康咨询和教育。我国部分企事业单位会设立医务室、医院或门诊，为本单位职工提供预防保健、基本诊疗和疾病管理等，也会组织健康教育与健康传播活动。

8. 科普团队人员 科普团队主要依托科普基地进行健康教育、科普展示、科普交流等相关健康传播活动。权威性的科普团队代表有章金媛倡导的"中国南丁格尔志愿护理服务总队"，该团队于2007年经中国红十字会批准成立，在章金媛女士的带领下，团队人员发挥专业特长，服务社区，打造专业服务，建立了以家庭为基础、社区为依托、公益性服务组织为支撑的志愿服务体系，为社区居民无偿开展预防保健、公共卫生、健康宣教、救护培训及济困助残、临终关怀、关爱留守妇女儿童等70多项综合服务活动。同时，高等医学院校、职业卫生学校设立科普志愿者团队，由师生共同参与，利用专业优势到社区、中小学、幼儿园等地宣传健康保健、疾病预防、应急救援等相关知识，将技能应用于社会服务，在宣传科普知识的同时促进学生的社会责任感和职业技能的提升，助力科普事业的发展和推进。

（二）健康传播机构

1. 国家和省市级卫生部门机构 主要包括各级各类医院、乡镇卫生院、妇幼儿童医院、疾病预防控制中心、卫生监督局、农村合作医疗管理办公室、食品药品监督管理机构等。政府部门为健康传播奠定了政策基础，在国家的统一规划指导下，我国健康传播事业得以稳步前进。党的十九届三中全会上对我国政府机构进行了重新规划，由国家卫生健康委员会来贯彻落实党中央关于卫生健康工作的方针政策和决策部署，并对其职能的转变进行了详细说明。《深化党和国家机构改革方案》指出国家卫生健康委员会是为推动实施健康中国战略，树立大卫生、大健康理念，把以治病为中心转变到以人民健康为中心，为人民群众提供全方位全周期健康服务而组建。中共中央办公厅、国务院办公厅在 2023 年印发了《关于进一步完善医疗卫生服务体系的意见》，指出到 2035 年，我国医疗卫生服务公平性、可及性和优质服务供给能力明显增强，以促进人民群众健康水平显著提升。

2. 医院官方网站　是医院的宣传平台，也是患者了解医院、了解医生以及预约挂号的综合信息平台。在医院品牌的建设中，医院网站在展现医院的技术、服务和文化方面发挥了重要作用。在当今的互联网时代，网络已渗透人们日常生活的方方面面，医院网站在吸引患者方面所发挥的作用日益彰显。尤其在新媒体时代，海量信息的涌现给受众带来了方便的同时也对受众甄别信息的能力提出了更高的要求。而医院官方权威网站的设置避免了信息甄别能力较低的人群接收不良信息，对于提高受众健康素养具有重要意义。

3. 商业健康网站　将传统的健康知识普及与现代信息技术相结合，以传播健康信息为契机，在服务大众的同时寻找商机。网站内容设置可分为健康新闻、生理知识、心理情感、时尚美容、疾病知识、饮食营养、医疗服务等板块，所涉及的健康信息种类广泛而丰富，能够更好地满足人们对健康知识的需求。同时，网站为用户提供各种互动形式，便于用户进行人际沟通和各种信息的反馈，这使得健康类网站同时兼具信息提供服务及情感支持服务。在线广告是目前商业性健康网站的主要盈利模式，同时，相关网站正尝试进军医护人员在线培训市场，以寻求新的盈利增长点。作为当今公众主要的健康信息来源之一，商业健康网站的影响力逐渐增大。

| 小链接 | 我国的健康传播研究 |

　　健康传播的概念从西方传入中国是在 20 世纪 80 年代后期。当时，追求物质生活是第一需求，因此健康观念的传播效果并不明显。21 世纪开始，人们的物质生活水平不断提高，健康传播领域逐渐受到重视。我国的健康传播研究可分为三个阶段：第一阶段是以"公共卫生研究"为主的"传播学者缺席"的早期阶段。这时的健康传播研究，聚焦的不是"传播学导向"，而是"公共健康导向"。传播学者主导是第二阶段的特征。在这一时期，"传播学者缺席"的局面得到改善，但是学科交叉研究滞后。第三阶段的特征是以"社交媒体与数据挖掘研究"为主的跨学科合作。这一阶段的学术任务在于分析包括社交媒体在内的媒介在健康知识的普及，家庭、社区以及社会范围内关于健康的对话内容，以及在全民健康素养的提升过程中，健康传播所面临的挑战与机会。

4. 新媒体平台　进入 21 世纪以来，随着信息科学的飞速发展，数字化、网络化、智能化技术日益普及，使得媒体行业发生了翻天覆地的变化。各种社交媒体、全媒体、移动媒体等新媒体形式不断涌现。21 世纪初，我国引入"新媒体"这一概念，并开始相关研究。随着智能手机应用的日益普及，人们的阅读习惯也相应地呈现出时间碎片化、内容简单化、需求个性化、形式多样化等特点。新媒体因为具有传播速度快、范围广、成本低、信息量大、内容丰富、形式多样等优点，已被应用到健康传播的方方面面。例如，2022 年 8 月科技日报推出的一档科普视频栏目"科普一下"，就充分利用了微信公众号、视频号、抖音、微博、快手、百家号以及中国科技网和中国科普网等新媒体和网络平台，邀请专家就热点事件进行全方位立体式科普，取得了非常好的传播效果。

5. 传统媒体平台　传统媒体是相对于近几年兴起的网络媒体而言的，传统的大众传播方式，即通过某种机械装置定期向社会公众发布信息或提供教育娱乐平台的媒体，主要包括报刊、书籍、户外宣传栏、通信、广播、电视等传统意义上的媒体。传统媒体有时间和空间的局限性。而多媒体则集声、图、动画等于一体，更主要的是在一定程度上解决了时间和空间的局限性。但是多媒体并不能取代传统媒体。在健康教育与健康促进时代，报刊是进行免疫规划工作宣传的主要手段，作为传统媒体的代表，报刊因其具有覆盖面广、时间性强、可反复阅读等优势，在健康教育中占有重要的位置。但传播范围因读者的文化水平、经济条件等因素受到限制。而后广播与电视兴起，不仅降低了受众获取信息的门槛，而且受众可以通过书信、热线电话等渠道与电台互动，在一定程度上打破了纸媒单向传播的方式，但广播本身的媒介属性使健康传播的内容受到了时间与空间的限制，信息难以留存或回放。而电视媒介为健康传播提供了更具影响力的视听平台，《健康之路》《养生堂》等节目纷纷涌现，随着电视信号一同迈入以家庭为单位的空间场景，电视这一媒介形式融入了千家万户的日常生活。在整个传统媒体时代，无论是报纸杂志还是广播电视，几乎都是将受众视作以接受信息为主的群体。

案例 3-1 分析讨论

1. 案例中健康传播的主体是新媒体平台。

2. 健康传播主体在健康传播活动中的特点：①专业团队负责运营。该团队拥有 11 名有新闻传播从业背景的人员，能够对医务人员提供的信息进行专业化加工，把晦涩难懂的专业术语转化为通俗易懂的大众化语言。②"医学＋科普"的内容创作模式。该团队为保证内容来源，专门组建了科普专家库，保证了健康传播内容的专业性；为保证传播效果，他们提出只有"科"不行，只有"普"也不行，因此针对专业性强的文章进行内容简化并加入幽默和调侃元素，使内容变得更形象，实现了健康传播大众化与专业化的良好耦合。

问题与思考

2020 年初，WHO 首次使用"信息疫情"（infodemic）一词，描述疫情暴发期间大量准确和不实的信息相互掺杂，使公众难以判断信源的可信度、难以得到可靠的行为指导。WHO 还指出：虽然非典、中东呼吸综合征和禽流感都曾导致全球恐慌，然而与以往不同的是，由于初期对新冠病毒认知的局限，有些媒体报道不够精确。因此，WHO 呼吁全球公众不仅要与生物疫情斗争，还要与"信息疫情"斗争。目前关于"信息疫情"治理的议题包括：谣言传播意愿的影响因素、情绪在风险感知与谣言转发之间的中介效应、伪新冠疫情信息的纠偏策略、主流媒体报道对误导信息的纠偏作用、医学专家话语的传播效果等。"信息疫情"体现融媒体时代健康传播存在哪些问题？

（田建丽　张金燕）

第二节　健康传播者的媒介素养与传播能力

案例 3-2　　　　《生命缘》：以"生命的互动"为纲，助力健康传播

《生命缘》于 2014 年在北京卫视播出，是国内最早开播的医疗纪实节目之一，首播时就取得了全国 35 个城市 0.64% 的收视率，随后几期全国最高收视率 0.79%，成为北京卫视原创自制且在省级卫视阵营中独树一帜的纪实品牌节目，被国家新闻出版广电总局评为"2014—2015 年度广播电视创新创优栏目"；第一季和第二季还分别荣获第二十五、二十六届中国新闻奖电视专题类作品一等奖；2020 年国产优秀纪录片《生命缘：来自武汉的报道》通过写实的手法、动人的故事和温暖的画面，以独特的视角和温暖的叙事赢得了受众的喜爱，被网友评价为"抗疫期间最好的纪录片"，全国的收视率高达 1.27%。北京协和医院重症监护室（ICU）教授陈德昌曾评价《生命缘》既无故弄虚玄，也无不懂装懂和作秀，称是其看到的第一部成功的医疗剧，"它之所以动人，是因为真实"。新闻纪实片属于新闻的范畴，即必须符合新闻真实、客观的原则，于是该纪实片采用第三人称的叙述视角，这种平衡全知叙事视角直接通过画面展示，只讲述事实，传递信息，不掺杂观点，符合客观性原则，强化媒体叙事不偏不倚的公正立场；此种做法不仅有利于事件的解释，还方便受众梳理人物关系、时间地点、事件进程等。

问题：

1.《生命缘》节目为什么能成功？

2.《生命缘》节目的成功体现了健康传播者的哪些媒介素养？

健康传播与其他一般人类传播活动不同，是以防治疾病、保护和促进健康为直接目的的传播

活动，其核心为教育人们树立健康意识，促使人们养成良好生活行为方式，进而降低甚至消除影响健康的危险因素。因此，健康传播的内容需具备科学性、准确性，而健康传播者作为发布健康信息或开展健康传播活动的主体，对其媒介素养与传播能力也有较高的要求。

一、健康传播者的媒介素养

（一）媒介素养的定义及介绍

"媒介"在现代汉语词典第七版被定义为"使双方（人或事物）发生关系的人或事物"。网络技术的飞速发展，带来的是对媒介认识的无限扩展，随之而来的是人们对媒介的注意力和选择也由纸质媒介迅速转移到数字媒介。传统的媒介素养主要指人们面对媒介各种信息时的选择能力、理解能力、质疑能力、评估能力、创造和生产能力以及思辨能力。随着融媒体时代的到来，新媒介素养越来越受到关注。在2005年美国新媒介联合会发布的《全球性趋势：21世纪素养峰会报告》中，新媒介素养被界定为"由听觉、视觉及数字素养相互重叠共同构成的一整套能力与技巧，包括对视觉、听觉力量的理解与使用能力，对数字媒介的控制与转换能力，对数字内容的普遍性传播及再加工的能力"。

小链接	第六届媒介与信息素养国际学术研讨会

2022年9月24日，由中国传媒大学传播研究院主办的第六届媒介与信息素养国际学术研讨会在京召开。中国传媒大学在2004年举办首届中国媒介素养教育国际学术研讨会，迄今已经成功举办过五届。本次会议以"融合·发展·合力——媒介与信息素养与全球发展"为主题，紧密围绕媒介与信息素养和文化强国、国际传播、数字生态、人才培养等议题，深化媒介与信息素养的理论研究和实践探索。来自中国、美国、墨西哥、斯里兰卡等中外30多家高校、科研院所的70多名专家、学者及学生参加研讨。

1. 政治素养　政治素养是健康传播者媒介素养中最重要的一点。智媒环境下，信息传播速度更快、范围更广、传播力更强，因此，无论是个人传播者抑或健康传播机构，其政治素养的再提升显得更加重要。健康传播者必须不断学习、领会和掌握党的各项方针政策，不断提升政治觉悟和政治敏感度。政治素养的提升有利于传播者在开展传播活动过程中将正确的价值观融入到自身的一言一行中，避免因为对政策内容的误解误读而引发舆情。政治素养高的健康传播者能够为大众传递正能量，潜移默化地影响大众的思想，更容易得到大众的认可。

2. 人文素养　真正的人文素养不仅仅是渊博的知识体系，更是一种带有情感和温度的人文关怀。健康传播者应当通过长期的阅读和学习，增强自身的文化底蕴，并通过深入了解自身传播的相关信息知识，提升自己在该领域的文化垂直度。同时也要广泛涉猎一些其他领域的知识，确保自己在健康传播的过程中将众多的知识融会贯通，内化成为自身人文素养的一部分，并利用语言、文字等形式传播给受众，实现共情传播，提升健康传播内容的整体质量。

3. 专业素养　专业素养是健康传播者的基本素养。健康传播者一般应具有一定教育背景或接受过系统的专业知识培训。尤其健康传播内容为医学相关知识时，个人传播者应具有医学教育背景并接受医学知识培训，拥有医学专业资质，具有较高的医学科学素养，能够严谨、科学地阐述相关健康问题，正确指导信息接受者的健康活动，促进受众提高自身健康水平。不具备系统的医学知识的个人也可作为健康传播者，但在开展健康信息传播时需借助于医学专业人员的帮助，提前学习并掌握相关专业知识内容，不可知其然，不知其所以然，或知其一不知其二，需确保传播内容的科学性和准确性。健康传播机构如开办健康栏目或节目需建立专业人员队伍，队伍中应包括具备医学专业知识的人员，节目协调人员、管理人员及制作人员。同时，健康传播机构应在卫生行政部门、健康教育部门或有关医疗卫生机构的帮助指导下，选出具备医学资质及丰富经验的专家组建医学专家库，把关信息的科学性和准确性。

4. 信息素养　媒介环境的改变按下了加速键，而有关新媒体、智媒体方面的法律法规尚不完善，信息过载的智媒环境中，健康传播者需要提高自身的信息素养，增强自己的信息筛查能力和辨别能力。应在法律法规及伦理学框架范围内开展健康传播活动，不得传播虚假、片面、未得到科学证实的信息，不得传播侮辱性、诋毁性的信息，向受众传递正确的信息和正确的价值观。

（二）媒介素养提升的必要性和路径

《中共中央关于坚持和完善中国特色社会主义制度推进国家治理体系和治理能力现代化若干重大问题的决定》指出，要构建网上网下一体、内宣外宣联动的主流舆论格局，建立以内容建设为根本、先进技术为支撑、创新管理为保障的全媒体传播体系。《中共中央关于制定国民经济和社会发展第十四个五年规划和二〇三五年远景目标的建议》提出，推进媒体深度融合，实施全媒体传播工程。这一系列政策的发布代表着全媒体时代的到来，以互联网为代表的新媒介技术快速发展，日益渗透到人类生活的各个领域，与社会要素等交织在一起，深刻地影响着现实社会的意识形态、政治态势、经济运行模式以及人们的生产生活方式。作为全媒体时代的信息发布者，健康传播者提升自身的媒介素养就显得尤为重要。一方面，只有健康传播者自身的媒介素养提升了，才能正确地判断传播信息的科学性、准确性，才能把控传播信息的前沿性，才能有效应对全媒体技术发展带来的挑战。另一方面，健康传播者也是社会健康发展的掌舵者，尤其是健康传播机构，其专业水平高，权威性强，更受大众的认可。其媒介素养的高低直接促发受众对某个特定健康话题的讨论，进而引发相关政策改革，对受众行为起到导引作用。因此，健康传播者务必不断提高媒介素养，发挥健康引领价值。健康传播者媒介素养提升的路径包括：

1. 提高政治素养，把好政治关 任何传播内容都承载着一定的价值观念、价值判断和价值规范，其通过对社会生活事件的评论左右人们的基本立场和态度，进而实现对公众的价值导引。健康传播者首先要提高政治素养，树立舆论意识，强化以社会主义核心价值观为主导的价值意识，积极引导公众树立并倡导共识性价值观念。在挖掘、审阅及辨别健康传播内容的过程中要保持正确的政治方向，特别是在有关民族、宗教问题上，一定要紧跟国家政策，给受众传递正确的观点。同时不断提高政治觉悟，用正确的立场、观点和方法进行健康传播内容的编辑和加工，把握健康传播内容的政治方向。

2. 遵守职业道德，避免不端行为 健康传播者一定要诚实守信，避免不端行为的发生。健康传播者作为健康传播的重要一环，是传播健康知识，进行健康交流的首要人员。但是，目前有很多网站或自媒体为达到盈利目的，采取不规范的新闻传播方式，"标题党"现象最为常见。所谓的"标题党"主要是利用夸张、怪异、歪曲等手法来制定新闻标题，抑或是无限放大新闻事件中的某个小细节，以吸引受众的眼球，诱使受众点击阅读浏览。这种方式虽然在一开始会获取一定的关注度，但其容易出现夸大、不实、片面等问题，受众在实际阅读过程中会发现标题严重偏离文章内容，导致阅读体验不佳，甚至引发舆情。因此，健康传播者应遵守职业道德，恪守媒介道德，抵制不端行为，切不可为盈利夸大事实真相，编造虚假信息。

3. 加强业务能力，提高传播技能 在新媒体时代，健康传播趋势表现出差异化、分众化特征，故而健康传播者应转变传统的传播模式，学习运用新的传播方式和传播手段。即便是专业的医务人员，除了要具备专业的医学知识及丰富的工作经验，还要加强新媒体学习，具备敏锐的洞察力，全面认识与了解新媒体，掌握健康传播规律和新兴媒体发展趋势，对传播艺术进行深入研究，增强自身的新媒体思维，提高自身的新媒体运用能力。

4. 开设媒介素养教育课程，推动健康传播事业健康发展 媒介素养教育课程开展的主要目的是提升健康传播者媒介信息的创造与批判能力，需重点关注以下几方面内容。一是要开设与网络媒介认知素养相对应的技能课程，通过技能训练强化健康传播者网络信息辨别能力，使其不盲目相信、不采用、不二次传播有待验证的信息。二是要开设以提升信息检索技能为主要目标的相关课程，在实践操作中运用对比多源信息等方式来进一步提升健康传播者对信息的甄别能力。三是要开设与网络道德与法律素养相应的课程，强化健康传播者对网络道德与法律规范的自律。通过开展对网络实际案例的评价与讨论，加深健康传播者对网络道德与法律的认知与理解，使之做到普遍了解、自觉遵守。四是要开设提升网络媒介安全素养的课程，增强健康传播者的用网安全意识。对于媒介发展较为落后的地区，可以定期开展学术论坛、专家讲座或者线上课程，帮助健康传播者掌握基本的媒介素养知识。总之，通过多方努力，推动我国媒介素养课程教育不断优化。

二、传播者的健康传播能力

（一）健康传播能力的定义

健康传播能力是个人传播者或健康传播机构等借助各种渠道向公众传播以语言、文字、声音、图片、影像等为载体的符号化信息，帮助公众提高健康素养的能力。健康传播能力包括：

1. 信息甄别能力　新媒体时代下，只要有齐全的信息设备，掌握一定的网络技术，具有一定的网络基本知识，人人都可以在网络平台上传播信息。面对复杂的信息环境，健康传播者首先应具备较强的信息甄别能力，在海量信息中准确判断、辨别各类信息的价值，剔除糟粕，提取有价值、有社会正能量的相关信息，再加以传播。

2. 策划选题能力　全媒体时代，健康传播者要想自身传播的信息得到受众的肯定与认可，必须提高自身的策划选题能力。可以说"策划选题"是健康传播者思想的体现，是吸引受众的重要一环。健康传播者要从传播内容和传播形式等多个方面进行策划，满足受众的不同层次需求。

3. 编辑加工能力　健康传播内容无论以语言、文字、声音、图片、影像或其他任何一种形式展现给受众，语言文字都是基础。健康传播者要十分注重自身的语言能力，它不仅仅包括改正传播内容的错字、别字、标点符号以及病句等，还包括传播内容的结构框架等。目前，网络用语不断出现，但已逐渐被规范化，因此，健康传播者在编辑传播内容时，应正确判断哪些词汇是生造的、不规范的，哪些是约定俗成的，确保传播内容及框架的规范化。

4. 数据分析整合能力　大数据时代下，数据繁多、来源不一，这就要求健康传播者具有数据分析与处理的能力。面对海量的数据，健康传播者要从中选择与其传播信息相关的权威数据进行整合，同时做好相关数据的论证与分析。通过分析数据，发现相关数据的共性问题，发现有价值的数据，提炼传播热点。同时，健康传播者可以利用数据分析来策划健康专题，进行二次传播，这样可以让有价值的健康信息更广泛地传播，更具影响力。

（二）传播能力提升的路径

1. 提升信息甄别能力，辨别信息价值　在传播健康信息的过程中，健康传播者要根据有关要求及原则筛选出具有社会价值、有益于促进受众健康的相关信息，剔除糟粕，站在客观公正的角度进行健康信息传播。越是鱼龙混杂的社会情况，受众越是需要权威的信息发布。健康传播者在平时应多阅读，提升自身专业素养；提取健康信息时，应进行多方核实，不仅要利用专业知识仔细辨别健康信息的真伪，同时要明辨事件的优劣，避免良莠不齐的健康信息对受众产生不良影响。

2. 提升策划选题能力，满足受众需求　选题策划是一个系统工程，本质在于对周围信息的有效捕捉和提取，并结合自身的资源优势为我所用，形成有价值差异化的选题。由于"孕育"选题是一个长久的过程，所以健康传播者除了需要广泛的多元阅读、密切接触相关健康领域、洞察现实热点之外，还要动态了解最新健康信息或权威领域的科研成果，及时分析信息成果中承载折射出的"金点子"。同时，健康传播者在选择健康传播内容方面，要提前制订选题计划，根据受众需求确定传播内容，在满足"快餐时代"快速阅读需要的同时提升传播质量。

3. 提升编辑加工能力，规范传播信息　健康传播者要坚持每天读书、读报，来补充各方面的知识。这样一方面可以及时准确地掌握党和国家的相关政策，树立正确的政治观点，保证对即将传播内容的政治观点有着正确的把握和鉴别；另一方面还可以学到一些新的词语和用法，特别是一些网络用语的用法，以便在信息传播工作中能够正确地使用。同时，健康传播者应学习相关法律法规，提高自身法律意识，不制作传播违法违规内容，对于来源不明、内容不准确的相关信息不予发布，规范传播健康信息。

4. 提升数据分析整合能力，实现信息资源利用最大化 数据分析整合能力包括数据的认识能力、收集能力、整理能力、表述能力、探究能力等，是一种高层次的思维品质，只有在解决问题的过程中，在动手实践与探索中，才能得到充分的发展。健康传播者想要提升此能力，首先应学习数据分析相关软件，如数据可视化、回归分析、SAS 编程及应用、数据库系统、模型及设计、多元分析等，实现海量信息可视化、模式化、分析化。同时，健康传播者要根据数据分析结果进行信息的整合与提炼，及时发现健康传播相关领域的新问题、新趋势，通过所掌握的大量信息和动态情况，最终梳理并实施有效健康信息的传播，实现信息资源利用最大化。

案例 3-2 分析讨论

1. 《生命缘》节目成功的原因是采用第三人称的叙述视角，这种平衡全知叙事视角直接通过画面展示，只讲述事实，传递信息，不掺杂观点，符合客观性原则，强化媒体叙事不偏不倚的公正立场；此种做法不仅有利于事件的解释，还方便受众梳理人物关系、时间地点、事件进程等，体现了健康传播者的专业素养。

2. ①政治素养：《生命缘》节目用正确的立场、观点和方法进行健康传播内容的编辑和加工，把握健康传播内容的政治方向，能够为大众传递正能量。②人文素养：《生命缘》节目是一档带有情感和温度的节目，处处体现了人文关怀，用写实的手法、动人的故事和温暖的画面赢得了受众的喜爱，体现了媒体人的人文素养。③专业素养：该节目在传播医学等专业相关知识时，能够在具有较高医学科学素养专家的指导下严谨、科学地阐述相关健康问题，把关信息的科学性和准确性。④信息素养：该节目的健康传播者具有较强的信息筛查能力和辨别能力，在法律法规及伦理学框架范围内开展健康传播活动，向受众传递正确的信息和正确的价值观。

问题与思考

在媒介角色越来越重要的时代背景下，媒介素养教育成为提高公众媒介知识与技能水平、增强国家国际竞争力的重要途径。比利时以媒体教育高级委员会为核心行动者，通过转译将社会各部门、各组织、各群体等异质性行动者的利益、兴趣趋向统一，构建出多元主体相互连接、共同演进的关联网络。学者基于行动者网络理论，深入考察了比利时媒介素养教育法令与政策的发展历程、特征与实践，为我国进一步提升全民媒介素养技能与水平提供了借鉴。

问题：为何健康传播者媒介素养提升具有必要性？

（王　颖　房晓君）

第三节　健康传播的伦理原则

案例 3-3　　疫情谣言刷屏，增强"信息免疫力"很重要

《新媒体健康传播影响力报告》显示社交媒体已成为公众获取健康信息最主要的来源之一。然而社交媒体中的信息纷繁复杂，信息质量却良莠不齐，网络健康科普存在虚假信息、恐惧诉求、煽情语言泛滥的问题。疫情发生后，出现了诸多看似健康科普，实则为虚假新闻的报道。对于伴随疫情暴发而来的虚假信息过载现象，WHO 称之为"大规模信息疫情"（massive infodemic）。信息疫情不仅无益于疫情防治，更有可能延误患者的医疗救治，甚至使得线上舆情危机"破壁"成为现实危机。

新闻工作者在不完全了解病毒的早期报道中，尤为需要恪守新闻伦理，重视报道的科学性、准确性，将伦理原则前置于新闻生产过程始终，树立有序、有理、有德的传播规范，及时规避信息疫情。

> **问题：**
> 1. "大规模信息疫情"主要违背了哪项伦理原则？
> 2. 健康传播者在健康传播过程中应如何遵循该项伦理原则？

医学是最早独立的职业之一。中国古代"职"意为分内应执掌之事。《尚书·周书·周官》曰："六卿分职，各率其属。"《周礼·天官》也有"以九职任万民"的记载。中国古代对医生的道德要求蕴含于医学职业评价的标准之中。西方医学伦理思想来自古希腊医学，而古希腊医学则是在汇集并融合了地中海沿岸东西方医学和文化的基础上形成的。《希波克拉底誓言》是古希腊医生希波克拉底在公元前 4 世纪提出的医德准则，被誉为医学伦理规范的典范。文艺复兴之后，在人文主义思潮的影响下，自由、平等、博爱的观念也渗入到医学领域。17 世纪至 19 世纪末，西方医学伦理学完成了由古代医德学向近代医学伦理学的转变。英国医学家托马斯·珀西瓦尔（Thomas Percival）于 1803 年出版《医学伦理学》，1948 年的《日内瓦宣言》明确"我的病人的健康应是我首先考虑的。"1949 年的《医学伦理学法典》和 2002 年的《新世纪的医师职业精神——医师宣言》又对医学伦理学的内涵进行了发展和完善。这些重要文献阐述了医学伦理学准则，成为各国医务人员共同的精神家园。医德在中国传统医学中也始终被置于至高无上的地位，是中医文化的重要组成部分。医学伦理学原则主要包括受众利益第一原则、保护受众隐私原则、受众自主原则、不伤害原则、尊重原则和公正原则。健康传播活动归属于医学实践范畴，遵守所有医学伦理学准则。

一、受众利益第一原则

作为健康传播人员，无论是在主观动机上，还是在客观行为上，无论是传播技术，还是传播措施，都要以受众为中心，一切以受众的需要为出发点。想受众所想，传受众所需，尽自己所能，用传播学的方法促进受众病痛的缓解，促进痊愈和康复，提高健康水平。受众利益第一原则要求健康传播人员在从事健康传播工作时，不以受众为谋取个人利益的对象，具有高尚的品德。主观上要一切为受众着想，提高自己的传播技术，做到技术精湛，为受众提供最优质的健康信息服务。

考察一项健康传播活动是否符合受众利益第一原则，要看其是以增进受众健康为主要目的，还是以获取私利为主要目的，其传播的信息是有益的还是有害的，其传播活动是否有违受众的宗教信仰和道德规范。坚持受众利益第一原则，也不能以伤害部分受众的利益和感情为代价，如为了预防艾滋病，强调艾滋病的严重性和不可治愈性，有可能引起对艾滋病患者的歧视，也是应予注意的。

医疗卫生行为以保护患者的利益、促进患者健康、增进其幸福为目的。该原则要求医务人员：①首先考虑患者的利益，做对患者有益的事，努力维护患者的生命健康，当患者利益与科学利益、医生利益发生冲突时，应该将患者的利益放在首位；②准确诊断、有效治疗，努力提高医疗业务能力，为患者提供最为准确的诊断和最为有效的治疗，通过高超的医疗技术提高患者的生命质量，满足患者的健康需求；③提供最优化服务，对利害得失全面权衡，选择受益最大、伤害最小的医学决策；④坚持公益原则，将有利于患者同有利于社会健康公益有机地统一起来。

二、保护受众隐私原则

保护自己的隐私是公民的基本权利，在未得到本人同意的情况下，任何人都没有权利泄露他人的秘密和隐私。在开展健康传播时，不得把涉及个人隐私的病情、治疗过程、治疗结果等信息向他人传播，这既是法律的基本要求，也是健康传播人员的基本道德素养。引用案例进行健康传播会增加传播活动的说服力，但在传播时，应隐去当事人的身份信息，或有可能造成个人秘密或隐私泄露的信息。

三、尊重原则

每个人都有自己的人格和尊严，无论位高权重，还是身份卑微，无论富贵还是贫困，一个人的人格和情感都应该得到尊重。欧美一般称为自主原则，即对自主的人及其自主性的尊重。知情同意、知情选择、要求保守秘密和隐私等均是尊重患者的体现。广义上的尊重原则还包括医务人员尊重患者及其家属的人格。在开展健康传播的过程中，传播人员明显处在优势位置，他们掌握着医学知识和技术，而受众却因为不懂医学知识，处在相对劣势的地位，但这并不意味着健康传播人员可以藐视、轻视或忽视受众的权利、人格和尊严。对受众的尊重主要表现在：①在实施传播的过程中，以平等的态度对待受众，无论是在语言上、表情上还是行动上，都不得表现出轻蔑、嘲笑的态度；②不能出现嫌恶、歧视、威胁、攻击、嘲笑等性质的内容和语言；③不能因为受众的社会地位、经济条件而区别对待；④尊重受众对健康信息的选择权，不得强迫受众接受健康信息；⑤不能因为照顾特殊人群而不尊重大多数社会公众。

尊重原则对医务人员的要求：①尊重患者的生命、人格尊严，呵护患者的隐私。②处理好患者自主与医方做主的关系。医生要尊重患者的知情同意和知情选择的权利，对于缺乏或丧失自主能力的患者，应尊重其家属或监护人的此项权利。③履行帮助、劝导、限制患者及其亲属选择的责任。医务人员首先要帮助患者，为其提供正确、适量的信息并帮助患者理解，以利于患者的选择。其次，劝导患者。如果患者的选择与医务人员的期望不同，医务人员应劝导患者，而不要采取听之任之、出了问题患者责任自负的态度。如果劝导后患者及家属仍坚持己见，则应尊重他们的自主权。最后，如果患者的选择与他人、社会的利益发生矛盾，有可能损害他人和社会利益时，医务人员应首先协助患者进行调整，以履行对他人和社会的责任，并使对患者的损害降到最低。一旦患者的选择对他人的生命和健康构成威胁或者对社会利益造成危害，医务人员适当限制患者的选择是符合道德的。而对于家属做出的对患者不利的选择，医务人员也有责任予以干涉。

> **小链接**　　　　　　　**健康传播活动中的患者隐私保护**
>
> 健康传播者需要注意保护患者以下几方面的隐私：第一，患者个人的身体秘密，即患者生理特征、面容面貌等有辨识度的身体特征。第二，患者的身世和历史秘密，即患者的出生、病历、医学影像及档案等。第三，其他辨识度强的信息，如患者的声音、基因信息等。健康传播活动方式的多样性，要求健康传播者在进行不同类型的健康传播活动时，应该采取不同方式保护患者隐私。健康传播者应时刻牢记，患者隐私的尊重和保护是健康传播活动中的一项基本原则，在保证健康传播高质量、高权威性的同时，传播者也要做好患者的隐私保护工作，助力健康传播活动顺利开展。

四、受众自主原则

受众的身体和生命属于自己，在保护和促进自身健康方面享有自主权，任何人和组织机构不能以任何名义，强迫受众接受任何与健康相关的信息。即使有确凿的证据说明是对受众完全有益的，也必须进行充分的告知，由受众自主做出是否接受的决定。健康传播人员应尽量搞清楚受众的需求、特点和信息偏好，把健康信息通俗化，帮助受众理解、分析和判断。但在受众患有对他人、社会有危害的重大传染病情况下，健康传播人员有义务对其进行必要的强制性说服、教育和劝导，当患者或其家属做出明显不符合医学常识和错误的决定，会对或已经对患者的健康和生命造成严重危害，或者家属的代理决定明显违背患者自己本来的意愿时，医方有权加以抵制和纠正。在此过程中，医方要进行必要的解释，说明和劝导。

五、不伤害原则

不伤害原则是指任何作用于受众的健康信息、健康传播活动的形式和措施都不能对受众的身心造成伤害。依据不同标准，医疗伤害可以划分为多种类型。例如，依据伤害性质可分为正当伤害和不当伤害；依据伤害后果可分为躯体伤害、精神伤害和经济损失；依据伤害影响时间可分为近期伤害和远期伤害等。生命健康权是公民最根本的人身权利，是享受其他权利的基础。不伤害是医疗卫生活动的最低要求，是医学伦理评价的底线标准。违背这一原则就意味着医疗卫生活动彻底背离其增进人的身心健康的根本宗旨。生命健康的价值远高于信息传播等其他社会活动的价值，不伤害健康无疑是一切行为的道德起点，也应是健康传播的伦理起点和首要原则。医学是在前人经验的基础上和大量证据支撑下建立的科学系统，一般来说，根据现有的医学理论和知识，健康信息和健康传播活动是不会对受众造成伤害的，健康传播对受众造成伤害的风险除了来自传播的内容本身外，也可能来自传播活动的方式，如用电脑游戏的方法传播防病知识，虽然动机是好的，但却有可能引起青少年游戏上瘾、视力损害等问题。一些以营利为目的的商业营销活动，常打着健康传播活动的外衣，散布夸张、虚假、片面等误导性信息，是对受众身心健康的严重伤害，是应坚决杜绝的。当然，不伤害原则也不是绝对的，有时候，即使被医学科学反复证明了的、被医学界公认的医学知识，随着时间的推移也可能会被修改或推翻。

在医疗活动中，绝对的不伤害是不可能的。很多检查、治疗措施，可能给患者带来生理或心理上的伤害。例如，肿瘤化疗，虽能抑制肿瘤，但会对造血功能和免疫系统造成伤害。在医疗实践中，凡是医疗上是必需的或者是属于适应证范围的，所实施的诊治手段是符合不伤害原则的。相反，如果诊治手段对患者是无益的、不必要的或者是禁忌的，而又有意无意地勉强实施，从而使患者受到伤害，就违背了不伤害原则。对于符合适应证可能带来的伤害要注意尽量避免或将伤害减少到最低限度。

六、公正原则

公正原则是指每一个人都得到平等对待，具有平等合理享有医疗卫生资源，享有参与卫生资源的分配和使用的权利。在健康传播实践中，公正原则主要体现在健康传播人员应保证社会公众能够接收到医疗保健信息，尽可能消除传播者与公众之间的信息不对称。大众媒体的公共属性同样要求媒体机构追求人人平等享受信息资源的目标，避免加剧"知沟"矛盾。以公平公正原则评价大众健康传播，不但要评价所有公民是否享有同等地接受和合理分配健康信息资源的权利，还要评价媒体是否尽可能消除传播者与受传者以及受传者之间的信息不对称，保证社会公众获得全面的健康信息。

这一原则要求医务人员：①公正地分配医疗卫生资源。医务人员既有分配宏观资源的建议权，又有参与微观资源的分配权。因此公正地运用自己的权利，尽力保证患者享有的基本医疗和护理等平等权利的实现。②在医疗态度上平等对待患者，特别是对老年患者、年幼患者、残疾患者、精神患者等要给予足够的耐心和尊重。③公正地面对医患纠纷、医疗差错事故，坚持实事求是，站在公正的立场上。

七、科学真实原则

科学性和真实性是对健康传播活动的基本要求，无论是医学科学知识普及活动，还是有关诊疗活动的新闻报道，都应严格遵守科学真实原则。所传播的健康信息必须具有科学权威的来源或出处，必须具有循证依据。

媒体在健康传播中必须切实对受众负责，新闻传播的生命力和道德底线是真实准确的，健康传播更应客观中立、严谨负责、科学专业。首先，要确保各类信息要素准确、资料来源和专家观点真实可靠。其次，议程设置时应挑选代表性事件而非离奇个案，避免小概率医疗新闻放大成公众健康议题。再次，在争议问题上应引用正反双方观点，避免因偏颇之词、道德批判引发的公众负面情绪。最后，力求信息能够经受时间检验和舆论质疑，达到长期真实准确。

八、公益原则

公益原则作为健康传播的一项基本伦理原则，也是解决健康传播中伦理问题的一个基本尺度。所谓公益原则，即公共健康利益优先原则，是指健康传播内容和方式的选择、健康传播中各种伦理问题的解决都应该把是否有利于维护和促进公共健康利益作为首要决定因素。在健康传播中，媒介的信息传播不仅直接影响着受众的身心健康，引导着全社会受众的健康意识与健康理念，甚至与特定受众的生命质量与生死观念息息相关。媒体所担当的更广泛和特殊的社会责任决定了其不能像一般企业一样以追求经济利益为己任，而应该把人民群众的利益放在首位，使经济利益服务并服从于公共利益。

> **案例 3-3 分析讨论**
>
> 1. "大规模信息疫情"主要违背了科学真实原则。
>
> 2. 首先，健康传播者要确保各类信息要素准确、资料来源和专家观点真实可靠。其次，议程设置时应挑选代表性事件而非离奇个案，避免小概率医疗新闻放大成公众健康议题。再次，在争议问题上应引用正反双方观点，避免因偏颇之词、道德批判引发的公众负面情绪。最后，力求信息能够经受时间检验和舆论质疑，达到长期真实准确。

（田建丽　王　颖）

第四节　融媒体时代健康传播者的传播能力

> **案例 3-4　北京小汤山医院：科普促健康，携手向未来**
>
> 北京小汤山医院（北京市健康管理促进中心）20 年来致力于"小汤山大健康"品牌建设，真正将"大卫生、大健康"理念贯彻落实。2017~2021 年北京小汤山医院共组织医务人员发表科普文章 4400 余篇，举办讲座、义诊、健康教育等相关科普活动 660 余次，参加拍摄 1000 余部科普微视频。该院为做好医院品牌的健康传播，以宣传康复医学、健康管理、医疗护理、综合医疗、预防保健知识为主，充分发挥医院的优势学科，积极组织医院医务人员将临床实践工作与科普写作相结合。鼓励医务人员在日常工作中找准科普报道的切入点和落脚点，紧跟大众关注的健康热点，从科普创作的选题、标题的吸引力、内容的故事性等多角度进行创新。通过写作医学科普文章、拍摄医学视频，以自媒体图文、短视频、一对一咨询、电视台（电台）节目、专题讲座、义诊咨询、科普作品比赛等多种形式多方面开展特色医学科普，用老百姓喜闻乐见的方式，将正确的防病治病理念和健康教育广泛传播给社会公众，取得良好的社会效益和经济效益。
>
> **问题：**
>
> 1. 北京小汤山医院的健康传播活动主要体现了健康传播者哪方面的能力？
>
> 2. 请你谈一谈健康传播者如何才能提高该方面能力？

自 1994 年中国接入互联网以来，网民人数不断增长。截至 2022 年 12 月，我国网民规模达 10.67 亿，较 2021 年 12 月增长 3549 万，互联网普及率达 75.6%。正如马歇尔·麦克卢汉（Marshall McLuhan）所说，媒介是社会发展的基本动力，同时也是区分不同社会形态的标志，每一种新媒介的产生与应用，都标志着我们进入一个新的时代。

融媒体时代的到来，对于健康传播领域具有深远影响。各类型媒体形式的出现，使得健康信息的传播渠道更加多元化，同时也使健康传播效能提升有了更加重要的路径与方式。本节将介绍融媒体的概念、融媒体时代健康传播的特点、融媒体时代健康传播现状及存在问题，同时分析融媒体时代健康传播者需具备的能力，以期提高融媒体时代健康传播质量。

一、融媒体的概念

融媒体是指在移动互联网技术推动下，传统媒体与新兴媒体不断融合，依托多平台的互动与配合，实现信息的全面传播与共享。

二、融媒体时代健康传播的特点

（一）普及率高，传播速度快

融媒体与传统媒体不同，它不是单一的某一种媒体，不仅有海量的大数据为依托，更打破了传统媒体的时间和空间壁垒，不被空间和时间所束缚，受众可随时随地检索信息，从而实现零距离信息传递。信息在发布后，可实时到达不同地区的信息接收者，利用新媒体，国民在较短时间内可掌握各个区域最新健康信息与知识。同时，电子设备的高度普及，受众获取信息的渠道也随之增加，如手机、平板等终端设备。身为新兴媒体的移动电视可在较大规模内通过其强制性与持续性特征发布健康信息。融媒体时代随时随地获取健康信息的特性满足了受众碎片化时间的娱乐需求，使得受众普及率增加、覆盖范围更加广泛。

（二）传播效率高，互动性强

融媒体突破以往健康信息传播方式不可选择、单向且线性的弊端，促使传播路径趋向多元化，传递手段扁平化，信息传递与受众间存在的界限渐渐模糊。受众可运用互联网与手机发布自身见解，还可依据自身爱好与思想观念和信息发布者进行线上线下交流，进而对信息进行修改、补充。另外，受众还可依据自身状况阅览信息，并基于相关问题展开讨论，强化信息发布者和接收者与社会大众之间的互动。同时，还可注册健康信息平台，如微信公众平台与 QQ 空间等，定期发布健康信息。受众在运用融媒体过程中，运用该平台落实互动交流，高效提升健康信息传递效率。

（三）时效性强，信息含量大

由于融媒体信息实时更新，所以需要极大的信息空间容量，且检索简捷方便，可简易进行信息接收与处理。而微博、微信、短视频、直播等可有效满足这些特征。随着互联网的开放性和去中心化，信息采集和发布也变得很容易，医疗机构纷纷建立自己的网站，开通微信公众号、客户端 APP等，不但提供挂号预约、候诊提醒、报告单查询等综合服务，同时随时更新软件内容，发布健康科普文章及视频，受众可随时阅读观看自身所需的健康信息，具有时效性强、信息含量大的特点。

小链接 **第五届中国行业媒体融合发展高峰论坛**

2023 年 3 月 31 日，由中国行业报协会主办，中国行业报协会融媒体中心和北京中地数讯信息科技有限公司承办的以"数智新时代，融通新传播"为主题的第五届中国行业媒体融合发展高峰论坛在北京召开。本次论坛研究了在"数智"时代传统媒体与新兴媒体在数字化转型和智能化升级中的发展方向，以及在智能变革中探讨新型的传播理念、传播体系和传播方式，将可持续发展理念贯穿至全行业，不断推进行业内部打通、里外贯通、跨界融通，以内部打通强化优势集成，以里外贯通推动全媒传播，以跨界融通突破市场边际，不断完善行业的新型作业模式，为行业媒体提供可持续发展的重要动力。

三、融媒体时代健康传播现状及存在问题

融媒体与传统媒体存在较大差异，健康信息平台及健康传播人员呈现多样性、复杂性。其中，非医疗卫生专业的用户成为健康信息一大主要来源，而且信息生产成本低廉、缺乏有效的把关。融媒体在健康传播过程中虽表现出较多优势，但也产生了一定的问题，具体如下：

（一）监管力度不够，信息科学性不足

近些年，融媒体发展呈现出迅猛之势，伴随用户的大幅度增加，加之互联网具备较强的自由性，新媒体平台中充斥着多元信息，包括积极信息与消极信息。同时，由于健康传播人员层次呈现多样性且健康传播信息发表门槛偏低，致使诸多未被证实的健康信息被广泛传播。这些健康信息未经专业医护人员把关审核，欠缺科学性及专业性，尤其涉及疾病防治等影响生命健康的信息十分容易误导受众，对受众健康造成不利影响。另外，受众的文化水平及认知水平参差不齐，部分受众认为新媒体平台中发布的健康信息具备科学性及权威性，因而盲目相信并跟随学习。然而，由于融媒体市场监管力度不足，诸多媒体平台中健康知识准确性较低，部分健康信息未经专业人员审核即进行发布，致使健康信息良莠不齐，对健康传播工作的发展产生阻碍。

（二）过于重视商业利益，信息权威性不足

融媒体行业近些年呈高速发展之势，其具备较高的商业价值。因此，多数媒体传播工作者过于重视商业利益，偏重于应用诸多营销方法与手段，以获取商业利益为首要出发点进行健康知识与信息的传递，盲目追逐商业利益有时会损害健康传播的准确性及权威性。同时，虽然大多受众知晓政府部门和专业机构以及专家代表着信息的权威性，但在复杂的传播环境中，受众很难听到他们的声音。相反，却有大量信息来自背景复杂的所谓"专家"或"知情人士"的传播，伪专家、伪知情人士对健康知识传递可信度与效率造成不利影响。

（三）健康信息受众失衡

截至 2023 年 6 月，我国互联网的普及率已经达到 76.4%，但通过融媒体接收健康知识和信息的群体大多集中于青年群体，融媒体在老年人群体的应用率一直处于较低水平。这与老年人群体人际交往圈较小、不熟悉电子设备以及整体学习能力降低等诸多因素有关。然而，伴随疾病谱的变化以及人口老龄化程度加剧，融媒体逐渐应用于慢性疾病与老年病防治的健康传播领域，如何让更多的老年人接受并使用融媒体，获取自身需要的健康知识，提高健康水平是融媒体时代健康传播的核心问题。除此之外，不同区域因技术与经济发展水平的差异，网络普及水准存在一定差距，导致信息传播与信息接受程度产生差距。并且，不同受众间经济收入与学历层次等层面的差异，也导致融媒体使用与掌握水平的不同。

四、融媒体时代健康传播者需具备的能力

（一）科技养成能力

科技养成能力是融媒体时代健康传播者开展健康传播活动的前提，包括科学素养及人文素养。科学素养包括技术理论知识和技术实践训练，二者说明了健康传播者需同时具备一定的科学知识和实践能力；人文素养包括科学精神和科技伦理规范，代表健康传播者需在价值标准、行为规范的引导下规范自身行为，提高道德素养。科学知识和技术的习得是科技养成能力的主体，科技传播的功能不仅在于传播科技知识、传播科学精神，提升人文素养也是其使命之一。因此，科学知识、科学技术、科学精神和科学伦理共同造就了健康传播者的科技养成能力。

融媒体时代为健康传播者提供了新的学习空间，这对于科技养成能力的提升具有积极意义。健康传播者可以根据个人学习方向、学习需求和学习兴趣，利用融媒体下的各种工具和应用平台创建符合自身特点的学习空间，如关注或订阅相关领域知名专家微博和公众号，加入相关专业或主题讨论社区，及时获取和掌握学科内的最新信息及前沿知识；同时，健康传播者还可利用融媒体中的实训平台、共享平台学习健康传播技能或开展技能培训，提升自身实践能力。

（二）学术交流能力

学术交流能力是健康传播者开展健康传播活动的基础，包括独立思考、总结归纳和学术创新

三方面能力。其中，独立思考能力是健康传播者自身科学知识储备和学术思维能力的内在融合；总结归纳能力是健康传播者准确提炼和知识集成的内在融合；学术创新能力则是健康传播者去伪存真和思想碰撞的内在融合。由此可见，融媒体思维的核心是"融合"。健康传播者应全面系统地增强自身知识储备，广泛涉猎不同学科和专业的基础知识，在学科专业的交叉融合中完善知识结构，提升知识迁移的能力；同时拓宽思维和眼界，遇事勤于思考，善于归纳，加强创新能力建设，全面提升学术交流能力。

（三）科学普及能力

科学普及能力是健康传播者开展健康传播活动的主体，包括科普作品原创、科普平台搭建、科普活动策划以及科普知识传播四项内容。初期的科普活动可选择受众关心的科学技能传播为切入点，如生命急救知识、野外生存技巧、火灾或其他灾害逃生常识等与受众息息相关的内容，从而唤起公众对提升自身科学素养的关切与重视。

融媒体为科学技能和科普知识传播提供了优质的载体和平台。优秀的主题鲜明的原创科普作品，如围绕"急救科普"等主题，采用图文类、音视频类和3D动画演示类等作品形式，针对不同人群开展传播和普及。也有高校通过申报科普示范基地，以专业背景为支撑，以主题鲜明的科普活动为平台，促进科普教育和技能传播的整合与共享。如承德医学院以护理人员为核心成员，成功申报"河北省科普示范基地"。该团队是一支具有医疗领域知识和技能的专业团队，致力于全省人民健康促进，先后开展了"健康知识小讲堂系列科普活动""大手拉小手系列科普活动""急救进校园系列科普活动""科普进社区、健康向未来"等相关活动，发挥专业特长，实现科学普及。

（四）技术传播能力

技术传播能力是健康传播者开展健康传播活动的升华，包括技术学习能力和技术创新扩散能力。健康传播者作为健康传播的重要群体，应重点关注以下两大学习领域。一是数字新技术的运用。目前，数字新技术已广泛应用于社会各领域，微信、抖音等传播平台，无一不是数字技术创新运用的结果。健康传播者应根据健康传播环境的不同，熟练掌握数字新技术的应用，合理使用多种健康传播平台，满足受众健康知识需求。二是虚拟现实、增强现实、混合现实等全息沉浸式交互技术的运用。虚拟现实等智能媒体技术为健康传播提供了沉浸式的环境，这种环境使媒体信息提升到三维空间，甚至多维空间，延伸了用户的感官体验和空间代入感，实现了内容呈现的场景化和具体化。健康传播者应积极参加线上线下虚拟现实应用技术培训，了解 VR、AR、MR 等前沿技术，学习图像处理、模型制作、引擎开发、程序开发等相关技能，促使受众在虚拟环境中产生情感共鸣，进而促进健康行为形成。

总之，融媒体传播环境下，健康传播不是简单的新兴媒体与传统媒体之间的结合，而是各种媒体之间的相互贯通和支撑，以达到全面信息覆盖的效果。因此，健康传播者的传播能力具有专业化、开放性和多元化等特点。在健康传播中，应不断提升科技养成能力、学术交流能力、科学普及能力和技术传播能力，实现健康传播效果的最优化及传播价值的最大化。

案例 3-4 分析讨论

1. 北京小汤山医院的健康传播活动主要体现了健康传播者的科学普及能力。

2. 健康传播者应：①增强自身知识储备，健康传播者在工作及生活中应注重日常积累，广泛涉猎不同学科和专业的基础知识，具备较为广泛的学科专业知识、科学技术知识和文化修养。②学习数字新技术的运用，健康传播者应熟练掌握数字新技术的应用，合理使用多种健康传播平台进行科学普及活动，满足受众健康知识需求。③加强创新精神，健康传播者应在科普内容、科普形式等方面不断创新，参加科普宣传技能、科普写作技能、科普思维创新等方面培训，同时独立思考、善于总结，全面提升创新能力，培育创新精神。

（田建丽　王　颖）

第四章　健康传播信息及媒介的选择

学习要求：

识记：健康传播的信息内容以及健康传播符号的概念。

理解：健康传播媒介选择和健康传播媒介使用。

运用：将健康传播信息开发运用到健康信息精准传播过程中。

第一节　健康传播信息与符号

案例 4-1　　　　　　　　健康主题公益广告，传播健康理念

健康，是广大群众的普遍追求，是以人为本发展的重要核心，是民族繁荣国家富强的重要条件。我国十分关心人民群众的身体健康状况，实施了健康中国战略的重大决策部署，在全国范围内开展健康倡导、健康宣传等。健康类公益广告不仅作为传递健康信息的媒介存在，对健康传播的效果也有着较大影响。在构建健康中国的社会环境中，公益广告是其中重要而又独特的一环。公益广告承担着一定的社会责任，可以在对社会主义核心价值观的倡导下，引导个人思维与行动，唤起情感共鸣，使之做出与公益广告一致的行为。近年来，公益广告通过视听符号塑造了许多经典的公益广告形象，承担了引导社会健康发展的功能，获得观众及社会的认同。

问题：

1. 健康主题公益广告的有效性如何衡量？

2. 如何提高健康主题公益广告的社会影响力？

在当代社会，健康成为公众高度关注的焦点话题。日常生活中，公众接收健康信息主要通过多种媒体渠道，包括电视、广播、报纸、杂志等传统媒介，以及互联网和移动设备等现代通信手段。健康信息在传播学上被视为一种关键的信号或提示机制，旨在吸引公众的注意力并提升其对各种疾病及健康议题的认知和理解。

一、健康传播信息

随着经济发展和生活水平的提升，公众对健康资讯的关注度日益增长，接触到的健康信息量也在不断增加。在这个背景下，健康传播作为一种社会干预机制，已被广泛运用于公共卫生的多个领域，包括疾病预防、治疗和保健等。健康传播涉及与健康相关的广泛人类活动，通过传统媒体、新媒体以及其他创新技术手段，向公众传播关键的健康信息。这些信息的传播旨在引导和改变个人的观念与行为，以预防疾病和促进健康。健康传播信息通常可以被划分为四个主要领域：公共卫生信息、疾病预防信息、疾病治疗信息以及健康政策信息。这些信息领域在促进健康意识和实践方面发挥着关键作用，对公共卫生的推动有着不可忽视的影响。

（一）公共卫生信息

公共卫生是关系一国或一个地区人民大众健康的公共事业，与普通意义上的医疗服务有一定差别。美国城乡卫生行政人员委员会对于公共卫生的定义为：公共卫生是通过评价、政策发展和保障措施来预防疾病、延长人类寿命和促进人类身体健康的一门学科和艺术。

国务院于 2011 年 1 月 8 日发布的《突发公共卫生事件应急条例（2011 修订）》（以下简称《条例》）在第四章公共卫生信息的编制、管理和发布中，对信息的种类、来源、制作、使用等方面作了具体规定。根据《条例》，公共卫生信息包括传染病疫情、突发公共卫生事件和其他涉及公共安全的重大信息，以及健康教育、预防接种和疫苗管理等其他涉及公众健康的信息。

《条例》同时明确，国家需建立突发公共卫生事件信息发布平台，统一发布突发事件信息。我国建立了重大传染病疫情和突发公共卫生事件监测系统，通过该系统收集、汇总和分析传染病疫情和突发公共卫生事件有关信息，并统一对外发布。在重大传染病疫情和突发公共卫生事件发生后，县级以上地方人民政府应当及时发布相关信息。与此同时，中国政府也通过建立各种传染病网络直报系统、及时发布突发公共卫生事件信息、利用现代科技手段进行流行病学调查、组织开展疾病监测工作、实施重大传染病疫情控制等措施来有效控制各类重大传染病的流行。这一系列措施对减少我国居民的生命和健康损失，提高生活质量和水平具有重要意义。世界上很多国家对于各级政府的公共卫生职责都有明确的规定和限制，以便更好地发挥各级政府的作用，促进公共卫生建设的监督和评估。当前，政府的公共卫生建设行为主要包括传染病防治宣传工作、生育免费体检、幼儿免疫体系、乡村医院建设以及全民卫生工程等一系列工作。

据美国疾病控制与预防中心（CDC）提供的数据，过去50年间，中国城市与农村地区的儿童死亡率均实现了显著下降。这一积极变化部分源于中国政府近年对农村医疗卫生事业的投资加大，并在全国范围内建立了一套基本医疗服务网络。这些措施为农村居民提供了更稳定和完善的医疗卫生服务体系，显著提升了公共卫生水平。

公共卫生信息的普及在这一过程中扮演了重要角色。广泛传播的健康信息使居民能够及时了解各类疾病和传染病的流行状况，有效减少不必要的医疗开支。此外，卫生部门及时向公众公布重大传染病疫情和突发公共卫生事件的信息，增强了居民对疾病和疫情的最新动态了解，从而更好地采取个人防护措施，有效控制传染病的传播。这些做法不仅提升居民对健康风险的认识，也加强了社会对公共卫生危机的整体响应能力。

（二）疾病预防信息

在国家层面的疾病预防控制信息系统框架下，疾病预防信息被定义为在预防医学领域内收集的各类与健康相关的数据和知识。这些信息包括疾病的监测数据、提供的卫生服务、健康教育内容以及流行病学的调查结果等。从宏观的视角出发，这些疾病预防信息主要聚焦于三个核心领域：疫苗接种、健康保健措施以及生活养生实践。在公共卫生的领域内，疾病预防工作的重要性不容小觑。能够在疾病发展的早期阶段获取相关信息，并据此实施有效的预防措施，是减少疾病发生频率和保障公共健康的关键。

疫苗接种在预防和控制传染病方面被公认为最为有效的策略之一，其发明及应用是人类公共卫生史上的一项杰出成就。疫苗接种的普及不仅避免了无数儿童因传染病导致的残疾和死亡，还显著提升了整体社会的健康水平。为此，世界各国政府普遍将疫苗接种作为公共卫生策略中的首要任务，积极推广疫苗接种的重要性并提供相应的服务。在国家层面，实施全民免费接种计划是确保公众健康安全的关键举措。这一计划涵盖了预防性疫苗接种，特别是针对特定传染病的免疫规划，如乙肝疫苗、卡介疫苗、脊髓灰质炎疫苗、麻疹疫苗和百白破疫苗等。通过政府免费提供这些疫苗，加上公众对接种重要性的认识提升，已经取得了显著的公共卫生成果。例如，中国通过广泛的疫苗接种工作成功阻断了本土脊髓灰质炎病毒的传播，并且通过普及新生儿乙肝疫苗接种，显著降低5岁以下儿童的乙肝病毒携带率，从而减少了数百万儿童的乙肝感染风险。总的来说，疫苗接种作为一项公共卫生策略，不仅在疾病预防和控制方面发挥了重要作用，也体现了国家对公民健康权益的重视和承诺。

健康保健在提升个体的免疫力和预防疾病方面发挥着至关重要的作用。这是一个普遍适用于所有年龄段人群的关键措施，且日益受到公众的普遍关注。在现代社会，由于都市生活的快节奏和压力，许多人处于亚健康状态，因此，合理的健康保健措施变得尤为重要。通过适当的健康保健活动，不仅可以稳定身体的健康状态，还能有效预防多种疾病。随着社会健康意识的提高，健康保健已成为公众广泛关注的重点。互联网和电视等媒体平台纷纷加大了健康保健知识的宣传力度，提供了丰富的健康信息资源。这些平台不仅普及了健康保健的必要性和方法，还帮助公众更好地理解和实践日常健康保健措施，以提升整体的生活质量和健康水平。

生活养生与健康保健虽然在许多方面相似，但它们的根本目标存在明显差异。生活养生着眼于达到延年益寿和增强身体健康的效果，而健康保健更多关注于预防疾病和维护当前的健康状况。随着生活质量的提升，人们对生活养生的重视程度显著增加，对养生的理解和实践方式各有不同，从而导致了多样化的养生选择。养生相关的健康信息来源丰富多样，不仅包括来自养生专家和爱好者的见解，还涵盖了养生机构和产品公司的建议。这些信息涉及范围广泛，包括体育锻炼、休闲放松、生活方式调整、饮食习惯等方面，甚至包含一些养生保健产品的推荐及佛道家的养生感悟。虽然这为人们提供了丰富的健康知识和养生方式，但同时也带来了信息的多元性和争议性，在一定程度上可能影响养生信息的权威性和可靠性。

（三）疾病治疗信息

疾病治疗领域与每个人息息相关，正如俗语所言：人吃五谷杂粮，自然都会生病。彰显了疾病作为生命伴侣的不可避免性。从历史长河中观察，人类与疾病的持续斗争不仅是生存的挑战，更促成了医学科学的飞跃发展。疾病治疗信息的核心包括疾病的成因、发展进程、影响因素，以及相关症状和体征。此外，这一领域还涵盖了治疗方案、疗效评价以及潜在的副作用等方面。这类信息对广大民众至关重要，尤其对于那些正经历特定疾病挑战的患者。例如，肝病患者往往对肝病相关的治疗信息格外敏感。

在治疗过程中，患者间的信息交流对于心理支持和互助具有重要意义。对于传染病患者来说，这种交流尤为关键，因为他们在社会中可能面临歧视和排斥，而与其他患者的沟通则为他们提供了心理慰藉和支持，这对于疾病康复有着重要影响。在传统媒体时代，医疗健康领域高度重视患者间的信息交流。通过报纸、电视和广播等媒介，疾病相关信息得到广泛传播，为患者提供了宝贵的知识资源。然而，进入互联网时代后，信息获取变得更加便捷和多元。从传统中医疗法到现代西医治疗，再到各类民间偏方，构成了一个庞杂的信息网络。在这个网络中，患者在寻找治疗方法时需综合考虑多方面信息和个人具体情况，以希望在非紧急情况下解决轻微的健康问题。鉴于网络信息的多样性和复杂性，患者在选择有效的治疗方法和值得信赖的医疗建议时应当保持高度的谨慎态度。

（四）健康政策信息

健康政策主要指来自国家、地方政府发布的与全民健康相关的健康政策信息，包括政府出台的传染性疾病管控举措、地方卫生体系建设政策、国家医院管理制度、医疗保险体系建设以及政府推动的公共卫生建设项目等。健康政策与每个人息息相关，关系到每一个人的健康利益。

近些年来，为了促进健康养生行业发展，我国颁布了多项关于支持、鼓励、规范健康养生行业的相关政策，如 2021 年国家卫生健康委员会等部门发布的《关于全面加强老年健康服务工作的通知》，通过积极开展中医药膳食疗科普等活动，推广中医传统运动项目，加强中医药健康养生养老文化宣传。为了响应国家号召，各省市积极推动健康养生行业发展，发布了一系列政策推进健康养生产业发展，如湖北省人民政府办公厅印发《湖北省全民科学素质行动规划纲要实施方案（2021—2025 年）》，提出实施健康生活方式普及行动，突出卫生健康、安全生活和科技常识等主题，举办老年人科普讲座，引导老年人学习掌握科学合理用药、安全自救、健康养生等科学知识，提高老年人健康素养。

小链接   **《"十四五"国民健康规划》**

为全面推进健康中国建设，根据《中华人民共和国国民经济和社会发展第十四个五年规划和2035 年远景目标纲要》《"健康中国 2030"规划纲要》，编制本规划。预计到 2025 年，卫生健康体系更加完善，中国特色基本医疗卫生制度逐步健全，重大疫情和突发公共卫生事件防控应对能力显著提升，中医药独特优势进一步发挥，健康科技创新能力明显增强，人均预期寿命在2020年基础上继续提高1岁左右，人均健康预期寿命同比例提高。建立与基本实现社会主义现代化相适应的卫生健康体系，中国特色基本医疗卫生制度更加完善，人均预期寿命达到80岁以上，人均健康预期寿命逐步提高。

二、健康传播符号

健康传播符号是指在特定的社会文化背景下，采用具体的物质形态或符号化表达，用于传递健康相关信息的专门符号系统。这些符号不仅承载着健康信息的内容，而且在传播过程中起到关键作用，确保信息的有效传递和理解。

健康传播信息本身亦构成一种符号系统，其所传递的含义通常通过对应的健康传播符号来实现。这些符号通过不同媒介的传输，转化为可识别的信号。根据传播媒介的不同，健康传播符号可以被分类为以下四种主要类型：健康文字符号、健康声音符号、健康图片符号和健康影像符号。每种符号类型都有其独特的表达方式和传播效果，从而确保健康信息能够在不同的传播环境中被准确地传递和理解。

（一）健康文字符号

文字，作为人类文明中最具代表性的传播符号，历史悠久且普遍存在于各种媒体中。自其诞生，几千年以来，文字在传承人类文明与推动社会进步方面发挥了巨大作用，成为文明发展的显著标志。在新媒体时代，文字的地位仍然牢不可破，是传播信息、表达观点和传递理念的基础工具。特别是在汉语环境下，作为传播国内健康信息的主要载体，汉语文字符号的选择显得尤为重要。无论是健康信息的命名、搜索途径、内容展示，还是推广传播，文字都扮演着至关重要的角色。

以健康养生为例，文字在表述各个环节中的作用显著。无论是描述中医养生方法（如按摩、针灸、艾灸）在调节身体机能、增强免疫力、预防疾病方面的效用，还是阐释食疗在改善身体状况、提升抵抗力、增强体质方面的作用，或是说明合理饮食、适度运动、戒烟限酒、保持心情愉悦等生活方式的重要性，文字都是表达这些概念的关键媒介。同样，在介绍健康饮食相关的文章中，通过文字详细讲述每种食材的营养价值、烹饪方法和食用指南，再次凸显了文字在健康信息传播中的核心作用。

（二）健康声音符号

语言超越了文字的界限，它不仅由文字构成，还包括非文字的手势、图形，以及其他能够传递信息的符号。这些丰富多样的表达方式共同构成了人类沟通的关键载体，并在人类文明中扮演着重要的社会符号角色。全球各民族拥有各自独特的语言系统，包括手势语言在内，每种语言的表达方式都具有其特有的风格和含义。由于简单的旋律和朗朗上口的歌词易于传播并被公众记忆，许多养生机构采用将健康信息融入歌曲的方式进行传播。这种创新的传播方法不仅便于记忆，同时也有效地促进了健康信息的普及。例如，"生梨饭后能化痰，苹果消食容貌娇；木耳抗癌素中荤，黄瓜减肥有成效"这样的歌词，通过其韵律性和易记性，成功地将健康知识传达给大众，展示了语言在多种形式中的传播潜力。

（三）健康图片符号

健康图片符号，作为信息传递的重要工具，在新媒体时代发挥着越发关键的作用。自摄影技术诞生以来，图片通过直观地捕捉并展现生活场景和实景，实现了信息传达的高效率和简洁性。随着新媒体的发展，图片的收集和传播变得更加迅速和便捷。特别是随着图片加工技术的兴起，人们能够编辑和修改图片，使其所承载的信息更加丰富和多元，为图片在新媒体时代的应用提供了坚实的基础。在健康信息传播领域，图片的作用尤为显著。健康图片符号通常以海报和漫画的形式出现，通过视觉上直接而有效的方式传达健康知识和建议。这些图像不仅可以直观展示健康信息，还能以引人入胜的方式吸引观众的注意，从而有效提升健康信息的接受度和影响力。

（四）健康影像符号

视频是新媒体时代信息传播符号的又一次进步，视频融合了图片的特点，让记录动态化，进一步增强了信息的逼真性和现场性。与此同时，视频更是融合了文字、图片、语言等其他三种信息传播符号，甚至融合了声音、色彩等抽象的传播符号，让信息的传播更加综合丰富。

电视识读门槛低，它可以记录和传输动态图像，具有极强的表现力和感染力，在现在的社会中几乎每家每户都拥有一台电视机。电视的节目形态也十分多样，包括了新闻、综艺、纪录片、艺术片、电视剧、动画、音乐短片（MV）、广告等多种形态，其中每一种影像符号都可以利用自己的优势来进行健康传播。近年来健康养生类电视节目逐渐成为了观众的新宠，其内容越来越实用，包装越来越时尚，收视率也越来越高。《健康之路》栏目中所传播的内容都是根据相关专业领域专家通过访谈结合科学实验得出的结论而制成。在节目制作过程中，会邀请各健康领域专家进行访谈或对话，他们结合自身所学知识以及在实践中积累起来的经验向观众传授专业知识。以普及健康知识为目的，通过各种形式向观众传递正确的健康观念和生活方式。节目选取的主题主要是一些常见病、多发病的预防和治疗，以及人们关心的一些重大疾病的防治问题。

三、健康传播信息与符号的特点

健康传播活动的核心在于有效地传递健康信息，这种信息被视为关键的卫生资源，涉及广泛的领域，包括人类健康相关的知识、理念、技术手段、技能和行为模式。这种传播不仅具有明确的目标性，以促进健康为中心，而且致力于对个人和群体的知识、态度和行为进行积极的改变，引导他们向有利健康的方向转变。健康传播的过程涉及多个层面，通常表现为层次多样、途径多元和反馈频繁的特点。从事此类传播的专业人员通常具有深厚的专业背景和丰富的实践经验，强调对专业素质的高标准要求。

（一）健康传播信息符号的特征

1. 通用性和易理解性　在健康信息的传递过程中，所使用的符号应该是广泛认可且易于理解的，这对于保障信息传递的有效性至关重要。

2. 科学性　健康信息的科学性是其核心，也是实现有效健康传播的关键保障。这要求健康信息的内容必须基于科学验证，确保信息的准确性和可靠性。

3. 针对性　在选择、制作和传递健康信息时，必须充分考虑目标受众的具体需求和特点，确保信息的相关性和适用性。

4. 指导性　健康信息应提供明确的行动指南，告知受众如何正确运用健康知识和技能，从而鼓励他们采纳有益健康的行为模式。

（二）健康传播信息符号应遵循的原则

1. 适用性原则　根据目标受众的特征和需求，精心选择适合的传播方式，确保传播形式与健康科普信息内容相匹配，并有效实现预定的健康传播目标。

2. 可及性原则　健康信息的发布和传递应确保能够触及目标受众，通过不同的渠道进行广泛传播，同时在一定时间内维持信息的一致性和可获取性。

3. 经济性原则　在保证信息传播内容和效果的基础上，选择成本效益较高的传播方式和渠道，确保传播活动在资源使用上的高效性和经济性。

案例 4-1 分析讨论

1. 为了评估健康主题公益广告的有效性，我们可以采取多种方法。观众满意度、广告理解度以及是否有意愿采取更健康行动都可以作为评估指标。此外，行为改变指标也是重要的。通过监测观众行为的变化，如健康咨询的增加、健康检查的频率调整、吸烟率下降等，可以了解广告对观众行为的潜在影响。最后，广告曝光率和传播力是另一个重要方面。通过监测广告的曝光率，包括广告在不同媒体平台的播放次数、观众覆盖范围等指标，可以确定广告是否达到了预期的观众群体，进一步衡量广告的传播力和社会影响力。

2. 为提高广告的社会影响力，应采用故事化和情感共鸣、社交媒体和互动性、定向广告和多样性、建立合作伙伴关系等策略。这些方法可增强广告的吸引力和传播力，促进更广泛的健康理念传播。

问题与思考

国民健康生活方式洞察

2022 年，《国民健康生活方式洞察及干预研究报告》发布，94.5% 的受访者认为自己健康良好，但生活方式总体得分仅为 49.1%。报告显示，虽然全民健康意识和健康自评情况良好，但健康生活方式情况却远未令人满意。合理膳食种类不够（每天摄入 12 种食物的人群只有 21.4%）、缺乏运动（每周 150 分钟中等强度运动）成为两大短板，而初入社会打拼的年轻群体，健康生活方式得分最低。

由于不健康生活方式影响，受访者中平均每人拥有 2.2 个健康困扰，体重/体型管理、心理/情绪/睡眠、疼痛（关节疼痛、肌肉酸痛、肩颈痛等）问题位列前三，分别占比 41.9%、37.5% 和 28.2%，背后则是 75.7% 的不良生活习惯群体占比。在快节奏、高压力下的移动互联网社会，各种不良生活习惯包括久坐、熬夜、饮食不规律、吸烟、饮酒等。压力大、焦虑、沮丧、消沉等多种表现形式的心理健康问题，成为现代都市人群的一道健康难题。

问题：

1. 以上数据反映了哪些问题？

2. 你认为应该如何应对？

第二节 传播媒介的选择与使用

案例 4-2　数字化媒体时代滋长网络谣言

谣言在本质上是一种信息，"非官方来源"是其构成特征之一。根据法国学者卡普费雷的定义，谣言是在社会中出现并流传的未经官方公开证实或者已经被官方所辟谣的信息。谣言是社会生活中常见的现象，我们身边随处可见谣言。特别是进入新媒体时代，传播媒介在新媒体时代与经济、政治、技术等深度融合，不仅改变了信息的传播形式，也拓宽了信息受众的范围，对谣言的扩散起到"放大镜""扩音器""加速箱"的效用，冲击着主流意识形态的安全防线。许多人被这些谣言搞得精神焦虑。这些谣言往往没有事实根据，而是利用人们的焦虑和恐慌心理，混淆视听。如何正确认识和科学治理网络谣言，守护主流意识形态安全成为一个现实问题。

问题：

1. 如何看待网络谣言的传播？

2. 怎样进行传播媒介的选择？

健康传播媒介的选择和使用在某种程度上反映了受众对健康信息的需求程度，同时也反映了其自身的特性。一般情况下，受众对健康信息的需求程度越高，他们就会选择更多的媒介；反之，则会倾向于选择较少的媒介。不同媒介在传播健康信息时所发挥的作用也不尽相同。在健康传播实践中，媒介选择是一个比较复杂的过程，它与受众自身因素、社会环境等多种因素有着密切联系。

一、健康传播的媒介选择

当前，传播的媒介日趋多样化。所谓媒介，是指依存于传播、与传播不可分离的一种中介物，即信息传播的渠道。传播健康生活方式，可供选择的传播渠道亦日趋多样化。

（一）传统媒介是健康传播的重要载体

在数字化和网络化日益盛行的现代社会，尽管新媒体凭借其便捷性和互动性成为信息传播的重要渠道，但在健康知识普及和传播方面，传统媒介如报纸、电视和广播依然占据着不可或缺的位置。这些传统媒体以其深厚的专业性、公认的权威性和广泛的普及性，在健康传播领域中发挥着至关重要的作用。特别值得一提的是，专业期刊如《家庭保健》等，针对医疗专业人员，提供最新的医学研究成果、临床实践经验和健康政策解读。这些内容经过医学专家的严格审查和精心策划，确保了传播的信息既准确可靠又富有指导意义。而广播和电视节目如《健康之路》，则以其覆盖面广、易于接触的特点，普及基本的健康知识和日常保健技巧，使得各年龄段和社会阶层的观众都能从中受益。除此之外，报纸如《健康报》和《健康文摘报》，因其定期发行和内容的多样性，长期以来成为公众获取健康信息的重要来源。这些媒体不仅报道最新的健康趋势和研究，还提供实用的生活指南和专家建议，帮助读者在日常生活中做出更健康的选择。传统媒体在健康教育和信息传播方面的作用不仅限于提供信息，它们还是医疗工作者教育和学术交流的重要平台。通过深入的案例分析、专题讨论和前沿技术介绍，这些媒介帮助医疗专业人员不断更新知识和提高实践能力。总体而言，尽管面临新媒体的冲击，传统媒介在健康传播领域的作用依然不可小觑。它们的专业性、权威性、普及性，以及对公众健康意识和医疗专业发展的贡献，使其成为健康信息传播不可或缺的重要载体。

（二）数字媒介已成为健康传播的新兴载体

传统的健康教育多以集中授课、宣传义诊、派发宣传单、张贴宣传栏等方式进行健康教育传播活动，并通过报纸、杂志、广播电视等进行宣传。随着社会的不断发展，互联网走进人们的生活，新媒体正以其互动性强、传播效率高、传播速度快、普及率高、信息量大、时效性强、形式多样、个性化强等优势，受到越来越多的用户青睐。

根据《大健康行业数据洞察报告2019》，仅在2019年上半年，腾讯新闻健康内容的点击/播放量就突破了41亿次。巨大的播放和点击数据背后，是不同健康内容受众的关注特征。其中一个引人关注的群体是老年人群。中国互联网络信息中心发布报告显示，近年来，60岁及以上网民占网民整体比例快速上升，截至2022年12月，老年网民规模达1.53亿。新媒介具有信息传播快、内容灵活多样、覆盖面广等优势，尤其是微博和手机短信群发等具有高度自主化、大众化、人性化特点的传播载体，使健康教育有了一个面向广大公众的低成本、高效率的传播平台，可以随时、自主地开展健康传播。

自媒体在传播过程中还具有裂变式传播（病毒式传播）的特性，即自媒体内容运营者充分利用分散的用户转发传播而产生的裂变效应，以更快更有效的方式传播信息，极大地提高了健康信息的传播效率。据统计，平均1条消息在经过网络媒体的传播后，可以产生数百甚至数千倍的传播效果。目前，我国提供视频服务的网站多达6万家，视频用户及使用手机收看网络视频用户均呈上升趋势。视频类平台传播的有效性是其他健康教育载体难以达到的。因此，各级健康教育机构应积极开发使用新媒体，拓宽健康传播渠道，提高健康教育效果。

小链接	健康中国战略

党的十八大以来，习近平总书记就健康中国战略作出一系列重要指示批示，强调"要把人民健康放在优先发展的战略地位""要将健康融入所有政策"。2016年8月，习近平总书记在全国卫生与健康大会上对建设"健康中国"进行全面部署。党的十九大提出"实施健康中国战略"，提高全民健康水平，十九届五中全会对全面深入实施健康中国战略作出系统谋划。建设健康中国，成为习近平新时代中国特色社会主义思想的重要组成部分。

党的二十大报告中提出："我们要实现好、维护好、发展好最广大人民根本利益，紧紧抓住人民最关心最直接最现实的利益问题，坚持尽力而为、量力而行，深入群众、深入基层，采取更多惠民生、暖民心举措，着力解决好人民群众急难愁盼问题，健全基本公共服务体系，提高公共服务水平，增强均衡性和可及性，扎实推进共同富裕。"同时，明确提出"建设健康信息化服务体系""推进健康医疗大数据应用"等举措。在构建互联互通的人口健康信息平台，推动"互联网＋健康医疗"创新互联网健康医疗服务模式，建立覆盖全生命周期的预防、治疗、康复和自主健康管理一体化的国民健康信息服务方面有明确的导向。

二、健康传播的媒介使用

当今时代，大众传播媒介正深刻地影响着人们生活的方方面面，依然对人们的行为选择与价值取向具有鲜明的导向性。大众传播媒介主要包括杂志、报纸、广播、电视。杂志、报纸属于印刷媒介，广播、电视则属于电子媒介。它们对健康信息的传播各有其特点，根据健康传播的媒介使用，分述如下：

（一）健康传播中文字、印刷媒介的使用

在健康信息的传播领域中，印刷媒介特别是杂志与报纸，扮演着核心的角色。这些媒介以其固有的发行周期，为健康生活方式的传播提供了一个规律且持续的平台。以文化生活类杂志为例，通过设立专栏如"健康园地"，它们专注于介绍健康生活方式的益处及其实践方法，努力用精练且准确的语言向公众传达广泛的健康信息。杂志如《家庭保健》《家庭医生》《大众健康》在传播健康知识和技能方面已进行了有效的探索，建议这些出版物继续提供价值性的健康资讯。在体育学术界，杂志通过开设专门的学术栏目，如"健康科学研究"，向特定专业群体传播关于健康生活方式的最新研究发现。这些栏目为体育教育工作者和健康教育工作者提供了一个关于健康生活方式研究的深入学术交流平台。

报纸在健康生活方式传播中的作用也不容忽视。尽管报纸采用的是单向传播模式，但其较短的出版周期允许其快速反映健康信息的最新动态。报纸通过设立专栏，如"健康茶座""健康集锦"，详尽介绍健康生活方式的优势及其与传统生活方式的对比，并通过案例分析或漫画连载形式，加深读者的理解和兴趣。例如，《健康报》和《健康文摘报》定期发布的康复保健和疾病诊疗相关内容，已成功吸引了广泛的关注。因此，建议这类报纸进一步强化对健康生活方式传播的投入，促进公众健康意识的提升和生活质量的提高。

（二）健康传播中影视媒介的使用

在健康传播领域中，电视媒介的使用展现出独特的优势。由于其生动形象、直观的画面和广泛的影响范围，电视成为健康信息传播的重要渠道。电视节目具有权威性和引导性，能够有效地影响公众对健康生活方式的认知和态度。然而，电视传播也面临着节目播出时间的限制，这要求电视台在内容策划和制作上更加精细和专注。

目前，各省市电视台正积极策划并努力打造自己的品牌健康栏目。鉴于公众对健康问题的关注度日益增加，建议各电视台开设专门的健康栏目，并聘请社会知名人士或健康学专家、教授担任客座主持，围绕健康生活方式的培养精心制作节目。这种做法不仅能提升栏目的品牌价值，还

能增强节目的社会效益。例如，北京电视台的《健康北京》通过健康大课堂、健康故事等形式，邀请权威专家解析健康热点问题，有效地进行公众健康教育。此外，该台还开设了《健康生活》《健康大智慧》等相关栏目。类似地，深圳电视台专门设立了体育健康频道，全天候播出与体育和健康相关的节目，其下设有多个体育和健康休闲类栏目，如《健康点点通》《健康新闻》，这些节目不仅提供了丰富的健康信息，还倡导了健康生活理念。这些举措展示了电视媒介在健康传播中的独特作用和潜力，为公众提供了宝贵的健康资源。

（三）健康传播中声音媒介的使用

在健康传播领域，声音媒介（特别是广播）因其独特的传播特性，在促进健康生活方式方面扮演着关键角色。广播的主要优势在于其快速和即时的传播能力，加之其便携性，使得听众可以在各种环境下方便收听。然而，广播内容的瞬时性和难以长期保存的特点，以及受限的播出时间，对其传播效果构成了一定的挑战。尽管存在这些限制，广播对其忠实听众群体依然具有强大的影响力。

许多省市广播电台积极响应这一挑战，通过增设或计划增设专门的健康频道，来强化对公众健康意识的塑造和提升。对于那些尚未设立健康频道的电台，通过在现有节目中融入健康相关内容，播报最新的健康资讯，同样可以有效地推广健康生活方式。例如，山西人民广播电台所创办的"健康之声"频道，通过 24 小时不间断的播音，致力于服务公众的身心健康，普及医学科普知识。其旗下的品牌节目，如《健康宝贝》《中医百草园》《专家门诊》《寻医问药》，已经赢得了广泛的听众关注，成为他们生活中的重要辅助工具。此外，北京人民广播电台的健康频道在健康信息传播方面也形成了独特风格。该频道开设的多个栏目，包括《心理健康》《两性健康》《青春期健康》《老年健康》，都紧密贴合实际生活需求，有效指导听众养成健康的生活习惯。这些实践案例明显展示了广播作为声音媒介，在健康教育和生活方式指导方面的独特价值和潜能。

（四）健康传播中数字媒介的使用

数字化是指信息技术领域的数字技术在人类生活各个方面的全面渗透和应用。这个过程涉及通信和大众传播领域内的技术转型，即传统模拟制式被数字制式全面替代。这种转变催生了基于数字技术的多样新传媒工具和新技术手段。

具体而言，数字化技术的进步已导致诸多传统设备的数字化版本问世。这包括数字照相机、数字摄录机、数字录音笔、个人数字助理（personal digital assistant，PDA）、电子书（eBook）、MP3 播放器（MPEG Audio Layer 3 player）、MD 播放器（Mini Disk player）、摄像头（digital video camera）、扫描仪、DVD 播放机、光盘刻录机、数字投影仪、手机、游戏机等，以及用于媒体的各类数字专业设备。

数字媒介健康传播指的是利用数字媒介进行的健康信息传播活动。在微观层面，数字媒介特指以数字格式存在的内容，以及用于存储、传输和接收这些数字内容的设备。而从宏观角度来看，数字媒介涉及使用数字技术建立联系和关系的广泛过程。在健康传播领域，主要运用的数字媒介是互联网。随着互联网的广泛普及和计算机技术的不断发展，新媒介在未来信息传播的领域中将扮演越发重要的角色。本文接下来将主要聚焦于网络传播的具体实例。

目前，健康传播领域比较引人注目的网站当数大众健康网与健康报网。大众健康网为非营利公益性网站，开设有健康资讯、健康时尚、健康体检、健康综述、养生保健、饮食营养、常见疾病、育儿宝典等栏目，服务内容涵盖与健康生活方式有关的多个方面。健康报网除了开设与健康知识相关的栏目外，还开设了健康报官方微博与专题讲座视频，堪称该网站的一大亮点。网友们在微博中可实现与专家的实时互动，交流健康维护与保养经验，转发有价值的健康言论，或是就健康热点话题进行评论。网络视频节目因画面逼真、生动形象而备受网友关注。

"丁香医生"于 2018 年 4 月入驻抖音平台，以"有趣，有知识，有态度"的新一代健康科普达人为口号，在短视频平台上开展健康科普宣传。"丁香医生"上线不到半年，就已经拥有了 550 万的粉丝。截至 2024 年 4 月，"丁香医生"的粉丝数量已经达到了 600 多万，成为抖音上最热门的健康和医学科普媒体。"丁香医生"的抖音号能够在半年多的时间里获得很好的传播效果，除了有在微博、抖音、微信公众号等平台上所积累的受众基础之外，还需要有专业的传播团队和与抖音平台的契合度。

当前，在媒介融合的时代背景下，媒介的发展将呈现出多功能一体化的趋势。未来若干年，数字媒介对健康生活方式的传播，将主要以手机、电视、互联网为依托向公众传播最新的健康资讯。

（五）健康传播中"人"作为媒介的使用

在传播渠道日益多样化的今天，健康传播与人际传播密切相关，以人为媒介的亲身传播有着大众传播媒介与新媒介传播不可替代的独特作用。特别是涉及健康与健康生活方式传播的问题，以人为媒介的亲身传播更是不可或缺。

以"人"作为媒介的传播优势包括：①可以提供个性化信息。人际传播可以根据个人需要和情况，为受众提供个性化信息，如对于某些特定慢性病患者，他们需要针对性的营养餐单，只有人际传播才能根据患者病情和喜好为他们提供个性化的饮食建议。②促进信赖和认同。人际传播中，传播者通常是身边的人，如亲戚、朋友、同事等，有着长期的关系和互动，比较容易建立起信赖和认同感，一些患者会因为信赖家人、朋友等人际关系而更加重视健康问题，从而更加积极地控制疾病、保持健康。③可以与受众直接互动。人际传播是双向传播，传播者和受众之间可以进行互动和交流，了解受众的需求与反馈，及时纠正错误观念，以及提供更加详尽的信息，这种互动性比较有助于建立起有效的健康传播机制。

个体亲身传播健康生活方式，有多种传播渠道，如可采取咨询与讨论的形式，也可采取专题讲座的形式，还可采取现场演示与指导的形式。对于促进职场人士心理健康与精神健康的传播方式，可以聘请专家亲临现场，进行深入咨询与讨论，与职场人士建立双向沟通，直至达成共识。对于大学生养成健康生活方式，可采用专题讲座，邀请专家从学理层面解释健康科学，结合实验案例详细说明，激发学生的兴趣。在锻炼方法的传授和指导方面，可以进行现场演示和指导，例如，亲身传授太极拳套路、八段锦、易筋经等技巧。亲身传播以人为媒，实现双向互动，利于学习和掌握。现代传播技术和手段也可辅助亲身传播，例如，通过幻灯片演示提供更生动的报告，以增强传播效果。这种亲身传播方式在健康信息传播中具有独特优势。

人际传播在健康传播中具有很多优势，特别是在传播行为和价值观的改变方面，其积极作用是不可替代的。

案例 4-2 分析讨论

1. 作为一名大学生，应对网络谣言，要体现其应有的思辨意识和客观理性的互联网精神，如要去思考谣言发布者发布信息的目的与动机、情绪的煽动性，掌握谣言的传播特征以及对大众心理带来的影响等。

2. 首先，要根据预期达到的健康传播目标和信息内容选择传播媒介。其次，所选择的媒介需要针对目标人群的适用情况。再次，所选择的传播媒介应力求将健康信息以最快、最通畅的渠道传递给目标人群。最后，要根据媒介在当地的覆盖情况，受众对媒介的拥有情况和使用习惯来选择媒介。

问题与思考

全媒体时代的信息传播方式及内容，只有适合不同的社会群体，才能发挥更大的传播优势，创造更好的健康传播效果。2019 年 8 月腾讯广告与腾讯新闻内容科技（ConTech）数据实验室联合发布的《大健康行业数据洞察报告 2019》显示，健康内容占据了人们在资讯阅读场景下的大量注意力。仅 2019 年上半年，腾讯新闻健康内容的点击/播放量就突破了 41 亿次。其中短视频播放量要略大于图文内容点击量，分别为 22 亿次和 19 亿次。用好新媒体平台互动性强这一特点，可以提高群众主动参与传播的热情，真正做到"我的健康我做主"。因此，媒体要和健康、环境等政府行政系统，相关科研院所、企业等建立密切合作关系，共同打造智库平台，发挥媒体连接、覆盖、传播、互动优势，促进监测结果的应用，为评价、完善健康素养提升行动措施和政策提供科学依据。同时，要大胆探索市民喜闻乐见的宣传手段。河南省疾病预防控制中心的官方微信公众号也"火"了一把。在多个网络资讯平台上，网友晒出了"河南疾控"官微编辑和网友互动的截图，各种"机智"回答不仅让网友围观，也让一些从事官微运营的网友大呼"学到了"。

问题：

1. 以上数据反映了哪些问题？

2. 你认为应该如何利用新媒体平台？

第三节　健康传播信息开发与精准传播

案例 4-3　　　　　　　**国家级全民健康信息平台基本建成**

　　目前我国全民健康信息化建设成效显著，国家级全民健康信息平台基本建成，"互联网＋医疗健康"便民惠民服务向纵深发展，同时积极推进医疗健康信息互通共享工作。全国 7000 多家二级以上公立医院接入区域全民健康信息平台，2200 多家三级医院初步实现院内医疗服务信息互通共享。

　　加快推动健康医疗大数据规范应用和"互联网＋医疗健康"创新发展。国家级全民健康信息平台初步建成，省统筹区域全民健康信息平台不断完善，实现各级平台联通全覆盖。各级医院普遍开展互联网健康咨询、分时段预约就诊、诊间结算、移动支付等线上服务，优化改造就医流程，看病就医"三长一短"问题得到有效缓解。31 个省（自治区、直辖市）开展 5G＋医疗健康创新试点项目 987 项，上海、浙江、安徽等 15 个省（自治区、直辖市）开展医学人工智能应用和社会治理实验，北京、山东、海南等 12 个省（自治区、直辖市）开展区块链创新应用试点，取得阶段性成效。

　　问题：

　　1. 如何推动健康医疗大数据和"互联网＋医疗健康"创新发展？

　　2. "互联网＋医疗健康"将会对健康信息传播产生哪些影响？

　　健康传播不同于一般的科普传播，其专业性较强，因而报纸、杂志、广播、网络等平台都需要对健康信息的发布进行把关。并且，健康传播是一项长期工程，媒体不仅需要传播权威科学的知识，还需要对不同人群选取不同的健康信息，让百姓能够精准接收相关内容，听得懂、用得上，以细水长流、润物无声的态度，一点一滴将健康科普知识融入百姓生活，同时提高全民健康素养，改变百姓生活。

一、健康传播信息开发

　　随着科技的不断进步，媒体传播方式也在不断演变。新媒体、电视和纸质媒体在健康信息传播领域各有特点，各自扮演着重要的角色。新媒体的兴起，带来了多样化、个性化的健康信息传播方式，传播速度指数级增长，但也伴随着信息真实性和科学性的挑战。电视作为传媒工具在健康信息传播中发挥着重要的作用，其广泛的覆盖面和娱乐性使其成为向大众传递健康知识的有效途径。而传统的纸质媒体虽然受到互联网冲击，但在一些受众群体中仍然具有重要地位，需要与新媒体融合发展，以更广泛地传播科学的健康信息。综合来看，各种媒体在健康信息传播中都有各自的优势和挑战，如何更好地发挥它们的作用，将是未来健康传播领域的重要课题。

（一）新媒体健康信息传播

新媒体的时间观经历了定时、及时、实时、全时四个阶段，新媒体环境下健康传播呈现出传播方式多样化、传播主体多元化、传播内容个性化的特点。

相比传统媒体传播健康知识时使用的纸媒、广播电视等传播方式，新媒体传播方式呈现多样化，采用融媒体形式，通过图文类（漫画、海报、新闻报道等）、音频类、视频类（短视频、动画、微电影、纪录片等）、互动类［游戏、增强现实（AR）和虚拟现实（VR）技术、竞赛答题等］以及其他类（直播、专题系列、数据新闻等）等方式进行传播，形式新颖，健康信息的阅读量及传播速度可以达到指数级的增长。例如，1948年创刊的《大众医学》杂志，秉承"让医学归于大众"的办刊宗旨进行医学科普，在新媒体时代，《大众医学》不仅仅只依靠纸媒，还创建了网络平台、微信公众号等，进行多样化传播，如关于健康知识的报道、"名医说"视频讲解、音频普及健康知识等。

在新媒体时代，健康传播的主体变得多元，包括各级疾控中心等政府机构官方网站、各大社交平台（如微博、抖音）博主、媒体门户平台（如搜狐、网易）健康频道等，虽然健康信息的发布者、传播者、接受者可以进行交流与信息反馈，但互动性强弱参差不齐。互联网方面，纵观各大门户网站可以发现，每家门户网站都有专门的健康频道。内容大同小异，包括饮食养生、减肥健身、两性健康以及健康新闻、饮食养生小贴士等，但在内容与广告方面，内容常常屈服于广告需要，由于受理广告商的健身产品，所推出的广告甚至健康养生内容不免有些鱼目混珠，产品及健康传播内容真实性无法辨别，容易误导受众。订阅手机报的受众会发现，每天的手机报新闻后面，都会紧跟一些实际有用的健康小知识。由于手机媒体具有移动性与随身性、信息的可储存性和传播的再延续性、受众的广泛性等传播特点，因而传播效果极佳，但由于移动运营商推出的健康服务信息大部分需要大众花钱购买，导致手机媒体的传播效果大打折扣。而以各大社交平台、公众号为代表的自媒体，常常通过"粉丝"订阅的方式将创作内容推广给用户，此类方式趣味性强，受众面广，但是其内容的科学性难以得到有效保证。以媒体门户网站健康频道为代表的综合性健康信息平台，一般着眼于健康保健类知识，传递的信息通常由具有一定医药教育背景的网络编辑完成，但此类平台的互动性不强，对于健康传播的促进作用有一定的局限性。新媒体健康传播领域出现的专业健康医疗平台，此类平台有着较为广泛的医疗资源以及专业的医药健康背景，已成为患者、医生、科研人员、普通公众等群体重要的、可靠的信息交互渠道。

（二）电视健康信息传播

在全国范围内，细观卫星电视台上的健康传播节目，可以明显看出中央电视台在这一领域的领先地位。中央电视台播出的《健康之路》已有十多年历史，依托其强大的传播平台，为广大观众普及了大量的健康知识，可谓健康传播领域的"荧屏之王"。其他省级卫视也纷纷投入制作各式健康养生节目，积极探索健康信息的有效传播。例如，湖南卫视的《百科全说》、江苏卫视的《万家灯火》、北京卫视的《养生堂》以及凤凰卫视的《健康新概念》等，均在不同维度积极利用大众传播手段向观众传递健康知识。然而，值得注意的是，各卫星电视台在健康养生节目的制作上存在同质化现象，创新和互动性相对不足。为了提升健康传播的效果和吸引力，相关电视台应当在节目内容和形式上进行创新，加强与观众的互动，以充实并完善健康传播的内容和方式。通过这样的改进，可以更好地满足观众对健康信息的需求，并提升整体的传播效果。

在健康知识的传播领域中，电视媒体发挥着不可忽视的作用。电视传播，凭借其综合性娱乐特质、直观的视觉呈现能力和深远的感召力，已成为众多政府机构和健康宣传部门优先选择的传播渠道。这一传媒形态在健康信息传递方面具备显著的优势，尤其在扩大健康知识传播范围和提高信息接收效率方面表现突出。首先，电视媒体具有广泛的覆盖面和深入人心的传播能力，使之能够将健康信息迅速传达至广大受众。其次，电视的内容呈现方式，特别是图像与文字的巧妙结合，以及生动具象的叙事手法，有效地捕获观众的注意力，增强信息的吸收和记忆效果。此外，电视传播通过精心设计的节目内容和形式，如专题讨论、真人秀、健康专栏等，不仅传递健康知识，而且激发公众对健康议题的兴趣和参与热情。电视媒体还在推广健康政策和提升公共健康意识方面发挥着至关重要的作用。通过电视平台广泛宣传的公共健康活动和服务，如社区健康讲座、免费体检等，电视不仅使健康信息得以普及，还鼓励了公众积极参与。此外，电视的即时反馈和互动特性，使其成为迅速响应公共健康事件和提升健康管理效能的重要工具。因此，电视媒体在健康知识的传播中扮演着不可或缺的角色，不仅因其技术上的先进性和覆盖范围的广泛性，而且因其能够提供深度、多元和互动的健康信息内容。政府和卫生部门在规划电视节目时，应充分利用电视媒体的这些优势，尤其是在策划公共卫生宣传活动时，应发挥电视技术的多样化和创新性，以实现健康知识的高效、全面传播，进而促进公共健康水平的提升。

（三）纸质媒体健康信息传播

在过往数十年间乃至当今，纸媒作为大众传播的主要媒体，在传播中发挥着主导作用。但在健康传播中，报刊健康传播在真实性、科学性、趣味性、创新性上都亟待提高。至于健康传播杂志，国内目前为止还没有高质量的专门研究健康传播的杂志，都是偏医学的杂志。健康传播内容存在偏颇，市面上畅销的都是治病养生类的健康书籍，而健康传播学术研究方面的书籍少之又少。

作为健康类纸媒，其受到的冲击没有都市报来得猛烈，一是因为其专业报的特点，二是因为其读者对象大多为中老年群体，很大一部分老年读者仍然钟情于纸质媒体。虽然如此，新媒体对健康类纸媒的冲击仍然可以感受到。同时，应该看到新一代的老年群体中越来越多的人在使用手机获取各类信息，这也是未来发展的趋势。健康类纸媒同样要走与新媒体的融合发展之路，开辟新的渠道，将自己的优质内容更快捷、更广泛地传播出去。

伴随着移动互联网时代的到来，网络谣言的传播速度越来越快，尤其以养生类谣言为甚，而健康类媒体在新媒体这个舆论场上更不能缺位、失语，这也是媒体的一种责任和担当。因此，健康类纸媒应加快与新媒体的融合，主动设置议题，引领多媒体参与，多渠道传播，多点落地，用受众喜闻乐见的形式将科学的养生理念、养生方法传播给受众，使健康信息从区域传播转向全球流动，进一步扩大纸媒的影响力。通过新媒体的碎片化阅读聚合而来的用户大多数是中青年群体，健康类纸媒如果能充分利用新媒体占领这个舆论场，可以说是对其发行量或者用户群体的一个庞大补充。这些群体看到好的健康类文章后也许会推荐给身边的老年亲属看，想进一步深度解读的又会被导引到纸媒上。总之，要利用互联网纵横交错的网状连接，打通各个媒体渠道，实现传播的最大化。

传统纸媒的发行量在不断萎缩，这是不争的事实，这主要是基于互联网技术的革新。但是如果能充分利用好互联网技术，以微信、微博等这些新媒体平台为入口，以优质内容聚合更多粉丝或用户，利用新媒体平台做好用户数据的收集和整理，搞好创意策划，利用报社自身的资源和优势，整合各方面的力量，将用户导引到线下实体活动中，通过丰富的服务激活用户、聚拢用户，就能增强用户的活跃度和黏合度，从而带来更多的广告机会。

| 小链接 | 健康信息开发与传播 |

党的二十大提出，"推进健康中国战略"。全国卫生与健康大会和《"健康中国2030"规划纲要》中，都把健康教育摆在重要的位置，提出了明确的要求。加强健康促进与教育、提高人民健康素养是提高全民健康水平最根本、最有效、最经济的策略。在2017年8月发布的《关于加强健康教育信息服务管理的通知》中，提出了优化资源配置，加大健康教育信息供给服务力度；规范工作行为，提升健康教育信息服务管理水平；加强信息监管，提升健康教育虚假信息处置力度。这些要求为开展健康科普工作提供了新的方向和目标。

日前发布的《促进"互联网＋医疗健康"发展的意见》明确提出，要建立网络科普平台，利用互联网提供健康科普知识精准教育，普及健康生活方式，提高居民自我健康管理能力和健康素养。

二、健康信息精准传播

当今医学科学的深入发展与日益增长的健康需求，令健康传播工作者难以以专概全；当今多元化信息和健康传媒的纷繁复杂，令广大民众难以准确获取而无所适从；当今生态环境变化莫测，令社会人文健康难以适应提速更新。如何去除碎片式知识传播、摒弃片段式见解传播、割断谣言式误导传播？如此种种，摸索以人为本的健康传播规律，探索与社会相适应的传播内容和形式，精准健康传播的产生就成为必然。

精准健康传播是指在空间位置、时间概念上准确定位健康目标，聚焦机体生物生理、精神心理、社会伦理的靶点，以深耕健康传播资源、细作健康传播途径、感染健康传播受众为内容，建立生命全过程、全方位、全周期立体式全链环健康传播系统。健康信息的精准传播首先要遵循适用性原则，根据目标受众特点，选择合适的传播形式；传播形式应服从健康科普信息的内容，并能达到预期的健康传播目标。其次，要遵循可及性原则，健康科普信息能够发布或传递到目标受众可接触到的地方；健康科普信息可通过不同渠道形成反复多次地传播和使用，并在一定时间内保持一致性。最后，要遵循经济性原则，健康科普信息传播要考虑节约原则；在满足信息传播内容和传播效果的前提下，选择经济的传播方式和传播渠道。

精准科普健康国民受众，借以影响个体、群体及社会健康行为，使公众生得健康、老得益寿、病得防控、死得其所，构筑以文明健康为目的全链环精准健康传播体系。

（一）精准健康传播应针对不同年龄

在精准健康传播领域，适应各个生命阶段的特定健康需求和认知特质是至关重要的。这种差异化的传播策略旨在为不同年龄群体提供量身定制的健康信息，以实现最优的传播效果。

针对婴幼儿阶段，由于婴幼儿本身尚未具备处理复杂健康信息的能力，因此传播的重点转向家长。此时，传播内容聚焦于婴幼儿的膳食卫生、营养均衡及心理发展，目的在于通过教育家长，间接地促进婴幼儿的健康成长。

在儿童和青少年这一生理和心理发展的关键阶段，健康传播应通过学校教育、家庭引导和社会普及，为他们树立科学的健康观念，并掌握必要的健康知识与技能。重点内容涵盖科学运动、用眼卫生、健康体重管理、传染病防控和合理的网络使用等，同时采用符合其认知发展特点的传播手段，例如故事讲述和绘图漫画，以提高信息的传播效果和接受度。

对于中老年人群，健康教育应着重于维护健康生活方式和慢性病的防治。随着生理功能的自然衰退，帮助老年人维持正常身体功能、预防和管理慢性病显得尤为重要。健康教育内容应涵盖营养指导、体育锻炼、慢性病自我管理和精神健康等方面。为此，制作适合老年人的视频和音频材料，考虑到他们的特殊需求和偏好，是提高健康信息吸收和理解的有效策略。

总结而言，精准健康传播策略应深入考虑不同年龄段群体的独特需求和特征，通过定制化的传播内容和方式，确保健康信息的有效普及和健康行为的长期促进，从而在公共健康领域发挥最大的影响力。

（二）精准健康传播应针对不同地域

在精准健康传播的策略中，针对不同地域的特定需求和特征进行细致调整至关重要。我国地域广阔，不同地区的居民因其独特的饮食和生活习惯，面临的健康挑战和疾病谱系也存在显著差异。例如，北方居民由于口味偏重和高盐饮食习惯，高血压和肥胖的患病率普遍高于南方居民。

因此，在针对北方地区进行健康教育时，专家通常会建议居民增加粗粮和鱼类的摄入，减少细米面和高油脂肉类的消费。此外，还强调加强体育运动，如建议步行上下班，以及在烹饪时选择更健康的烹饪方式，如清蒸和白灼，减少盐的使用，确保每人每天的盐摄入量不超过6g。通过这些针对性的健康建议，可以有效帮助北方居民改善饮食习惯，降低高血压和肥胖的风险。

这一策略的实施，体现了精准健康传播的核心原则——考虑到不同地域的特有饮食文化和健康需求，提供定制化的健康教育和干预措施。这种方法不仅提升了健康传播的有效性，也增强了公众对健康信息的接受度和实践意愿，从而在提高整体公共健康水平方面发挥了重要作用。

（三）精准健康传播应针对不同职业

精准健康传播在实践中应充分考虑不同职业人群的特定健康需求。由于不同职业的工作环境和生活习惯差异，主要健康问题也存在显著差异，因此，健康传播的内容和策略需要根据职业特性进行定制。

以城市"白领"为例，他们通常面临着工作压力大、久坐不动和不规律生活方式等健康挑战。因此，针对这一群体的健康教育重点在于帮助他们建立健康的生活方式，包括合理膳食、保证充足的睡眠以及保持乐观的心态。健康传播应强调"管住嘴，迈开腿"的生活原则，并提醒他们一旦出现失眠、厌食、胃痛等身体不适，应及时寻求医疗帮助。

相比之下，矿工等高危职业的工作者面临的健康风险则主要来自职业环境。对这类职业群体的健康传播应着重加强职业病的防护知识，例如，如何正确使用防护装备、避免职业性危害、定期进行健康检查等。通过这种针对性的健康教育，可以有效降低这些工作者因职业环境导致的健康风险。

综上所述，精准健康传播策略需基于职业特性和相关健康风险制定，提供针对性的健康信息和建议，以确保不同职业群体能够获得适宜的健康教育和干预，从而提高他们的整体健康水平和生活质量。

（四）精准健康传播应针对不同组群

在精准健康传播中，针对特定的组群提供定制化的健康教育和信息是极为重要的。人们倾向于在拥有相同经历的人群中寻找共鸣和支持，如"孕妇群""糖尿病群""高血压群"等。这些特定的群体因共享特定的健康状况或生活阶段而形成，对健康信息的需求和接受方式各不相同。

对于"孕妇群"来说，健康传播应侧重于宣传孕期的合理膳食、定期产检和预防妊娠合并症等相关知识。提供这类信息可以帮助孕妇更好地理解和管理她们在妊娠期间的健康，确保母婴安全。

针对糖尿病患者群体，健康传播的重点应放在宣传如何通过控制饮食、坚持体育锻炼、定期监测血糖和合理用药来管理他们的病情。这种针对性的信息可以帮助糖尿病患者更有效地控制病情，减少并发症发生的风险。

通过对这些特定组群进行精准的健康传播，不仅可以提高信息的相关性和实用性，而且能够促进健康行为的改变，从而提高整体的健康水平。这种群体特定的健康传播策略反映了对不同人群健康需求的深入理解，确保了健康信息的最大影响力和效益。

案例 4-3 分析讨论

1. 为推动健康医疗大数据和"互联网＋医疗健康"创新发展，国家积极实施了多项措施，包括开展 5G+ 医疗健康创新试点项目、医学人工智能应用、社会治理实验、区块链创新应用试点。这些项目在一些省份已取得阶段性成效，有望在未来加速医疗健康领域的创新和发展。

2. "互联网＋医疗"可以提高医疗服务的便利性、效率和质量，促进医疗资源的优化配置和医疗知识的普及，推动医疗服务的跨地域和跨部门合作。这对于改善人民群众的就医体验和提高全民健康水平具有重要意义。

问题与思考

由《医学参考报全科医学与精准健康传播专刊》会同中国研究型医院学会心肺复苏学专业委员会、中华医学会科学普及分会、中国老年保健协会心肺复苏专业委员会、中国健康管理协会健康文化委员会组成的中华精准健康传播十大新闻人物评选专家委员会，经严格审查，甄选出2021年度在深挖医学生命健康传播资源、细耕医学生命健康传播途径、感染医学生命健康传播受众领域，具有标志性的十大新闻人物。公布如下：王贵强、张文宏、祝益民、郝义彬、李奇林、张瑛琪、江华、杨静、毛富吉、张红。

　　一直以来，张瑛琪教授坚持走出医院，走进社区、机关、学校、企事业单位，用专业知识服务社会，以生命健康为中心，努力建设打造健康文明、绿色生态的常见病多发病预防预警、自救互救的医学科普文化，带领团队诠释尊重生命、救死扶伤的医者仁心。通过线上学院、互联网科普平台，开展面向社会公众的急诊急救知识普及和自救、互救技能培训等。在电视台、电台、微信公众号、纸媒等进行心脑血管疾病、呼吸系统疾病、溺水、外伤现场处置等科普预防和基本急救技能培训，为精准传播健康信息贡献急诊急救人的一份力量。

　　问题：

1. 以上材料反映了哪些问题？
2. 你认为精准传播的优势有哪些？

（秦宗财　高璞真　蔺诗杰）

第五章　护患传播的方法和技巧

学习要求：

识记：健康传播材料的概念及类型。

理解：有效传播的特点；显示职业素养的技巧；传播材料的制作要点。

运用：能够将复杂的医学术语转化为简单易懂的词语；能够运用建立关系、倾听、提问、告知技巧；能够自信地为患者进行健康教育；能够灵活运用传播材料，并有效评价使用效果；能够运用传播技巧与患者沟通。

第一节　护患沟通的技巧

案例 5-1　　　　　　　　　病房的争吵

实习护生小李午间巡视病房时，发现 5 床女患者的家属与患者同时挤在一张病床上休息，张某身下有留置导尿管，手背正在进行静脉输液治疗。小李非常生气，当即叫醒了患者家属："哎哎哎，怎么能睡在患者床上呢？患者管道出了问题你负责啊？快下来！"家属也很生气，表示："我们自己付的床位费，想几个人睡就几个人睡！患者在医院出了问题当然是你们的责任！我就不下来！"小李的带教老师闻声赶紧来到病房，了解了事情经过。

问题：

1. 小李的沟通方式存在什么问题？

2. 如果你是小李的带教老师，你会如何沟通？

"沟通"译自英文"Communication"，也有学者将其译为"传播"，就人际互动的角度而言，将"Communication"译作"沟通"更显示出互动、双向、交流的含义。沟通是一种人与人之间传播信息的活动，是人们生活的基础与前提。人际沟通（interpersonal communication）是指人们运用语言或非语言符号系统进行信息、意见、知识、态度、思想、观念以至情感等交流的过程。作为社会的一部分，我们几乎每时每刻都在以信息为介质建立和改善各种社会关系，其中包括个体与个体之间、个体与群体之间及群体与群体之间的关系。在沟通过程中，人们不仅仅是单纯的信息交流，也是思想和情感相互渗透、共享，因此，人际沟通中双方彼此的关注和投入程度决定了沟通的品质。

沟通同样也是护士与患者及其家属之间连接的桥梁。在临床护理工作中，护士作为协调者需要与患者、家属等沟通交流，以共同为患者创建良好的治疗环境，促进康复。护患沟通是护士与患者及患者亲属之间的健康信息交流和传播的过程，所交流的内容是与患者的护理及康复直接或间接相关的信息，同时也包括双方的思想、感情、愿望和要求等方面的交流。有研究提出传播素质的概念，并认为"在媒介发达时代，人有效沟通的能力就是传播素质"。护士通过与患者及其家属的有效沟通，可以帮助其掌握相关的健康知识，增进信任感和安全感，协助其正确对待疾病和健康问题，建立健康的生活方式和遵医行为。这些对于建立支持性护理工作环境，促进双方满意度，发展良好的护患关系，促进医院和谐都具有十分重要的意义。

护患沟通属于人际沟通，但由于护士与患者之间的特殊专业关系，护患沟通有其特定的内容、形式和目的。在护患关系中，护士扮演着多重角色，如护理计划者、健康咨询者、提供照顾者、健康教育者等，从而增强患者对医院环境及工作人员的信任感，促进患者健康，使患者重返社会。此外，护士在运用护理程序进行整体护理时，从采集病史、确定护理问题、制订护理计划、落实护理措施以及实施护理评价，都需要良好的沟通技巧。

一、护患沟通的概念及本质

护患沟通，主要是指护士与患者及其亲属之间的沟通。护士的沟通任务不仅仅是通知患者有关的疾病和治疗信息，还要通过评估患者的忧虑、表达理解和同情、提供舒适和支持等，创造一种治疗性的有效护患关系。《中华护理全书》指出，在工作中，护士与患者的沟通是最主要的，这种沟通是围绕患者的治疗并对治疗起积极作用的，所以又称治疗性沟通。治疗性沟通（therapeutic communication）是指护患之间可以起到治疗作用，围绕患者的健康问题，具有服务精神的、和谐的、有目的的沟通行为。护患沟通的本质是治疗性沟通，它是一般性沟通（general communication）在护理实践中的具体运用。

与一般性沟通不同，治疗性沟通具有以下特征：①以患者为中心；②有明确的沟通目的和目标；③沟通的发生不以人的意志为转移；④在沟通中需要护患双方不同的自我暴露。治疗性沟通的最终目的是更好地解决患者的健康问题，其具体的目的包括：①建立相互信任、开放、融洽的护患关系，并使之有利于治疗与护理的顺利完成；②收集患者的健康资料，评估其护理需求，明确护理问题；③共同商讨健康问题和治疗护理的方案，使患者主动参与医疗护理决策过程，从而积极配合治疗和护理工作；④提供心理及社会支持，促进患者的身心健康。

二、护患沟通的重要性

美国传播学者罗杰斯认为，健康传播是一种将医学研究成果转化为大众的健康知识通过态度和行为的改变，以降低疾病的患病率和死亡率，有效提高一个社区或国家生活质量和健康水准为目的的行为。护患沟通是健康传播的重要方式之一，也是护理患者的重要组成部分。

有效的护患沟通是建立良好护患关系的基础，也是提高护理工作质量的核心和关键。19世纪，护理专业创始人南丁格尔就在其护理著作《护理札记》中以整章节专门论述了护理工作中的沟通。美国高等护理教育学会（American Association of Colleges of Nursing，AACN）于1998年修订了"美国高等护理教育标准"，其中将沟通能力定为护理专业教育中的核心能力之一。在与患者交流的过程中，用心体验并理解患者内心的感受，增强情感互动，能提高患者应对疾病的能力。护士也能够全面准确地获取患者的信息，为其制订个体化护理计划，有利于减少护患纠纷、医疗事故的发生。

（一）护患沟通是实施整体护理的关键

整体护理是以现代护理观念为指导，护理程序为核心，解决患者问题为导向，满足患者需要为目标的新型护理模式。该理念强调人的需要，强调以"人"为中心，护理就是要解决人的整体的健康问题。整体护理的目标是根据人的生理、心理、社会、文化、精神等多方面的需要，提供适合个人的最佳护理。在对患者进行整体护理的过程中，需要通过沟通研究人的精神世界，在懂得人、理解人的基础上进行护理，从而达到生理、心理和社会环境的平衡。护患沟通贯穿于整体护理过程当中，也是实施整体护理的关键。

（二）护患沟通是护理人文关怀的具体实践

护理人文关怀的本质是以整体人的生命价值为基本，对患者实施人文化的关怀。它关注患者的个性化特征，将关心、尊重以及爱护等作为护理服务中的基本内容。护理人文关怀在实际的护理服务工作中摒弃旧的服务理念，积极运用人文关怀理念，体现对患者的尊重、关心以及呵护，给予患者精神、心理等多方面的支持鼓励和帮助，进而使患者获得良好的就医体验。有效的护患沟通是实现护患之间良性交流互动的重要手段。在人文关怀下，护患沟通可以提高护理人员工作准确性，及时了解与掌握患者的病情，将关爱、体贴、尊重用于护理中，并落实到各项护理服务中，使患者与护理人员构建良好的信任感，保持和谐的护患关系。

（三）护患沟通是开展护理工作的重要工具

护士在实现患者的入院评估、确立诊断、制订计划、组织实施、效果评价的护理行为中需要得到患者的配合和支持。在整个护理程序中，每个环节都离不开与患者的沟通与交流。护士需要通过沟通了解患者的情绪感受、心理状况、个体需求，也需要通过沟通收集病史资料，实施解释告知，进行康复指导、健康教育、心理护理等。护患关系的发展过程是由较窄范围的表层交往向较广范围的密切交往过渡，这一过程的核心就是传播中的自我披露。有效的护患沟通有助于患者深度地披露自我信息，从而便于护士提供良好的照护，也有利于护理工作的顺利开展。

小链接	沟通是最好的治疗

医生有三大法宝：语言、药物、手术刀。

——希波克拉底

在希波克拉底看来，与患者的沟通交流是最佳的治疗。学会沟通、能说、会说，是成为一名好医者的必修课。

（四）护患沟通是建立和谐护患关系的桥梁

护患关系是护理过程中涉及范围最广泛、最复杂的人际关系，与患者满意度和医疗纠纷的发生直接相关。护患沟通不仅是护士与患者或家属之间信息交流的过程，也是与之发生相互联系的主要形式。沟通是改善患者症状及解决其心理问题的重要护理方法，有助于护士与患者之间建立具有治疗性的人际关系。有效的护患沟通，不仅可以取得双方的积极配合与合作，而且能赢得对方的尊重与信任，促进彼此的支持与理解，从而提高护理工作质量，避免护患纠纷的发生和矛盾的激化，促进护患关系的和谐。

三、护患沟通的影响因素

在护患沟通过程中，影响有效沟通的因素有很多，其中主要有人员因素和环境因素。

（一）人员因素

由于护士在护患沟通中发挥主导作用，护患双方能否达到有效沟通，受到护士职业态度、专业素质（专业知识和技能）和沟通能力的影响。职业态度影响着护士的情感体验和行为倾向，只有对本职业心怀极大的兴趣和热爱，才能在护理过程中全身心地投入，站在患者的角度为其服务。护士耐心向患者提供有关疾病信息，可使患者得到正确的健康知识，帮助他们端正态度，正确认识疾病，提高应对技能。娴熟的护理技能、扎实的专业知识，不仅是完成护理工作的基础，也是有效护患沟通的前提。此外，护士良好的沟通能力不仅能够让患者更好地理解临床护理工作，同时也有助于护患之间建立理解、信任、平等、合作的关系。

有效的护患沟通，还与患者的个人经历、受教育程度、心理状态以及疾病状态有密切的关系。不同的患者对信息有不同的接受程度和理解，进而产生不同的态度和行为。例如，当患者病情好转时，心理状态较好，就愿意与人沟通；反之，当患者的病情恶化或治疗效果不佳时，则会产生心理压力，拒绝交谈。此外，护患双方对各自的角色期望不一致也会影响沟通效果。双方对对方行为理解产生偏差，认为对象不符合自己的角色期望，从而产生心理落差，引起思想和心理的不满足感。患者及家属希望解除病痛，期望医护人员技术高超，但是当前的医疗水平与患者的期望值之间尚存在差距，由于医学发展的限制、医院的实际情况等原因，并不能完全满足患者的需要，从而容易造成患者及家属的不理解，影响护患沟通的效果。

（二）环境因素

护患沟通效果也会受到沟通环境的影响，主要包括噪声、距离和隐秘性。安静的环境是保证有效沟通的必备条件，护士与患者进行沟通前，一定要安排好交谈环境，避免噪声的干扰，积极创造合适、安静的环境，以增强沟通效果。护士与患者沟通时，应注意保持适当的距离，既让患者感觉到亲近，又不会对其造成心理压力和形成敌对。如果沟通内容涉及个人隐私，那么护士还需要注意沟通环境的安全性和隐私性。条件允许时，最好选择无人打扰的房间，或者请其他人员暂时离开，或者压低说话声音，以保证沟通的有效进行。

四、护士的语言沟通技巧

在传播学中，符号是信息表达和传播中不可缺少的一个基本要素，是一切传播活动的基础，其中最常见的符号是语言符号。语言是传递信息的第一载体，也是沟通最直接、迅速、灵活的工具。语言交流是人与人之间交换意见、观点和情感的过程，它可以反映人的思想、道德、情操和文化修养，也是心理护理的重要手段。"良言一句三冬暖，恶语伤人六月寒"，美好的语言对患者可产生积极作用，能让患者感到温暖，增强战胜疾病的信心。护患语言沟通以患者为中心，目的在于帮助患者提高对自身疾病的了解、认识，有助于护理工作的顺利进行。在医院，患者及家属是相对弱势的群体，他们对护士的语言特别敏感。因此，护士应当注意运用恰当的语言沟通技巧。

（一）礼貌

礼貌是指人们在交往过程中通过仪表及言谈举止来表示对交往对象的尊重、尊敬和友好，是一个人待人接物时的外在表现。每个人的内心都希望自己具备一些令人向往的社会特征和树立一种受人尊重的社会形象，而讲礼貌的目的是维护自己和他人的自我形象不受损害，从而建立一种良好的社会互动关系。护士的礼貌不仅体现在称谓和礼貌性用语上，还体现在语速、语调上。称呼是交往的起点，得体的称呼能够带给患者亲切感，使人心情愉悦。恰当的称呼，既是对对方的尊重，又是自己良好礼仪风范的体现。说话时使用礼貌性语言，适当使用敬语和谦语，如"不好意思，打扰啦！""谢谢您的配合""请慢走"等，能够很好地表达对别人的尊重和友善。此外，在谈话过程中，也需要采用合适的语速、语调和语气，以增强口语表达的效果。

（二）倾听

倾听是指全神贯注地接收和感受对方在交谈时发出的全部信息，并做出全面的理解。在与患者交谈的过程中，护士要面向对方，保持合适的距离，注意和患者保持眼神的交流，全神贯注地倾听。如眼睛平视患者，目光柔和以示尊重，关注患者的言行与表情，并适时反馈。不随意打断对方的诉说，不急于做出判断，不能假装听，这样可能会对患者的表述做出不恰当的反应。运用恰当的倾听技巧，可以赢得对方的信任，还可以为治疗获取更多有价值的信息。

（三）提问

提问一般分为封闭式提问和开放式提问两种。封闭式提问是指提问的答案有唯一性，让对方在几个答案中进行选择，可以用"是"或"否"、"有"或"没有"等简单词语作答。如"您胃难受吗？""您头疼吗？"，这样的提问可以让患者直接、明确地作出回答，有助于护士在短时间内获得需要的信息，但是不利于患者充分表达自己的想法。开放式提问对回答的内容没有范围限制。如"您对治疗有什么想法""您感觉怎么样"，患者可以根据自己的想法和感受自由作答，有利于护士获得有关患者较多的信息，但是交谈时间较长，且患者可能偏离主题。提问时应注意：①避免连续性提问，一次只问一个问题。若一次提出一系列问题，可能会使患者对要回答的问题混淆不清。②简单、清楚地描述问题；③语汇要通俗易懂，避免使用医学术语。只有当接收的信息和发出的信息相同时，沟通才是有效的。护士在与患者沟通时，要根据患者的受教育程度、生活背景选择患者易懂的语言和文字与患者进行交流，切忌用医学术语或医院的常用省略语。如果不小心使用了医学术语，需要及时向患者做好解释，如，"刚才我说的心悸，就是感觉到心慌"。常见医学术语与对应的口语对照见表 5-1。

表 5-1 常见医学术语与对应的口语对照表

序号	医学术语	口语
1	心悸	感觉心慌
2	干咳	咳嗽没有痰
3	尿急	感觉有小便就迫不及待地要解
4	尿痛	解小便时感觉到疼痛
5	初潮	第一次来月经
6	里急后重	肚子痛，急着想解大便，总感觉大便拉不完，实际上没什么大便可解，即使拉出来也只是极少量
7	肛门坠胀	反复想解大便的感觉，实际上无便可解
8	食欲	胃口
9	寒战	感觉冷，全身发抖
10	盗汗	睡觉时出汗
11	吞咽困难	咽东西比较费力，咽不下去
12	呼吸困难	呼吸费力，感觉空气不足
13	乏力	感觉没力气

（四）安慰

"有时治愈，经常帮助，总是安慰"强调了安慰在临床工作中的重要性。患者受到疾病困扰，内心其实是脆弱、担忧和恐惧的，他们希望得到同情、体贴和关心。护士使用安慰、鼓励性的语言可以减轻患者焦虑、不安的情绪，调动患者与疾病作斗争的积极性、主动性。如"不要着急，积极配合治疗，您会很快康复的""要对自己有信心，您看这几天恢复得越来越好了"。护士为患者提供精神上的温暖与安慰，使其相信自己能够战胜疾病、尽快康复，这种情感性支持是社会支持最常见的类型，能够帮助改善患者的心理状况，减少压力对健康的影响，也有利于健康信息的有效传播。

（五）告知

在护理工作中，认真履行告知义务，既可以使患者知晓疾病相关知识，了解有可能发生的不良反应，又体现出护理人员对患者的关心和尊重，增加患者及家属对护士的信任度。护理人员在护理过程中应当主动履行告知义务，使用恰当的传播策略将每项操作的目的、风险告知患者和家属，帮助其做出正确的决策。在进行特殊护理操作前征得患者及家属的同意，必要时履行相关签字手续。在告知过程中要注重告知技巧，告知内容要全面、表述要完整，把握告知的时效性，随着疾病的进程、变化及时告知患者及家属，并与医生告知内容保持一致。告知的态度要诚实、谦逊、语言温和委婉，注意告知的灵活性、客观性，不可夸大或缩小事实，不能误导患者。

小链接	如何告知坏消息？

在临床实践中，告知患者坏消息已经成为医护人员的一项重要职责。因此，建立一套有同情心的、能给予希望的告知坏消息的方法对医护人员和患者都会有很大帮助。美国得州 M.D. 安德森医院的沃尔特·佰乐（Walter Baile）博士提出的 SPIKES 模式将告知患者及其家属坏消息分为以下 6 个步骤（每一步的首字母组合成为 SPIKES）。

S: Setting up the interview（面谈准备）。

P: assessing the patients Perception（感知评估）。

I: obtaining the patients Invitation（患者信息需求度）。

K: giving Knowledge（知识信息提供）。

E: addressing Emotions（患者情绪应对）。

S: Strategy and Summary（策略及总结）。

SPIKES 模式有助于护士逐步评估患者对自身疾病的接受程度，并采取相应措施，使患者在接受自身病情的同时，能够积极参与到治疗中，进而改善其负性情绪，提高患者面对疾病及治疗的信心。

（六）应答

在临床工作中，患者会有各种各样的问题或疑问，护士需要给予合理的答复。对于健康知识类问题，如"我有什么不能吃的食物吗？""多长时间能下床活动？"可以直接回答，但要注意语言的科学性。对于病情、诊疗类问题，应当注意在符合特定要求的前提下，运用一种高级的表达技巧。比如当患者问及疾病的预后时，护士可以回答："这个疾病预后一般都是不错的，但是每个人的体质、具体情况不同，效果可能也有些差异。"同时，由于个人经历、受教育程度或生活环境等不同，导致个体的认知范围、深度、广度及认知领域都有差异，因此，护士与患者或家属沟通时，应该注意对方的知识水平，尽量避免使用医学术语，改用对方能听懂的语言进行交流。有时，护士对患者提出的问题无法及时给出准确的答复，应该告知患者并尽可能在短时间内向患者做出回应，不可拖延或忘记，还要注意反馈的内容要准确，方式要得当。

> **案例 5-2** 　　　　　　　　　　**为什么要做这些检查？**
>
> 在心内科，医生给患者钱某同时开了心电图、心脏彩超以及造影检查。护士小王给患者送来检查单，并说明了检查的注意事项。钱某拿到检查单以后，非常不解。这是他第一次听到这些复杂的名词，完全不理解，而且一个部位要做三项检查，嘴里嘟囔着这肯定是个"黑心"医院，给自己过度检查骗取医疗费用。护士小王解释说："钱叔叔，是这样的，我们可以把心脏比作一间屋子，心脏彩超看屋子有多大，墙结不结实，漏不漏水；心电图看电路通不通，有没有短路啊、漏电啊；造影呢，则是看水管子有没有堵，这管子都是铁皮包着，里面锈成啥样谁也不知道，心电图和心脏彩超根本看不清，只能做造影，三个检查是不能相互替代的。"钱某立刻理解了，也配合要求完成了各项检查。
>
> **案例 5-2 分析讨论**
>
> 在这个护患沟通案例中，护士巧妙运用了比喻技巧，把医学术语通俗化，将抽象的医疗检查或医疗手段形象化，用通俗易懂的事物或现象代替生硬的学术名词。这样不仅拉近了护士与患者的距离，更让彼此间的对话增加可谈性，从而促进护士与患者的沟通，对后续的治疗也会产生很大的帮助。

五、护士的非语言沟通技巧

护患沟通过程中，仅仅使用语言符号并不能完美地表情达意，有时还需要更加丰富、形象的方式表达内心的想法和情感。这就需要非语言符号，从而实现"只可意会不可言传"的传播效果。非语言沟通（non-verbal communication）是指借助非语言语词符号，如表情、手势、眼神、触摸、空间、时间等非自然语言为载体所进行的信息传递，是语言沟通的重要补充。美国著名心理学家、传播学家阿尔伯特·梅拉比安（Albert Mehrabian）总结了以下公式：沟通＝语气语调（38%）＋肢体语言及表情（55%）＋说话内容（7%），可见非语言沟通在人际沟通中的重要性。在临床护理工作中，护士可以恰当地运用合适的表情、手势、动作等非语言沟通技巧与患者进行有效的沟通，从而了解更多的与患者有关的健康信息，从而更好地满足患者的需求，建立良好的护患关系。

（一）表情

面部表情是一种可完成精细信息沟通的非语言形式，是非语言沟通中最丰富的源泉。其中，护士最需要掌握的是目光和微笑。目光接触是护患沟通中主要的信息通道，它既可表达和传递感情，也可显示某些个性特征，还能影响他人的行为。在与患者沟通时护士应注意视线的方向和注视时间的长短。如表达安慰时目光应充满关切；给予支持时，目光应放射出力量；提供解释时，目光中蕴含着智慧；切不可用责怪的目光对待患者，以避免影响护患沟通的有效进行。微笑是人际交往中最有吸引力的面部表情，护士的微笑应当真诚、自然、适度。当患者焦虑时，微笑能给患者安慰；当患者不安时，微笑能让患者镇静；当患者怀疑时，微笑能使患者信任。但是，不适宜的微笑也会导致负面后果。如当患者正倾诉自己的悲伤经历时，护士就不适宜微笑。

（二）身势

身势即身体语言，是人们进行人际交流时，通过动作、姿势、手势等表达情感、传递信息的一种非语言沟通形式。身势包括身体动作、身体姿势和手势。从心理学角度看，身势语大都是人们潜意识的行为，它往往透露出一些更真实的心理和情绪状态，而这些情绪很容易传递给患者，对其产生影响。在各种非语言沟通形式中，身体动作是最易被人发现的一种身势语。如护士听到病房呼叫铃，快步赶到病房，体现了护士的职业精神和对患者的关怀。在人际沟通中，不同身体姿势也表达了不同的含义，如护士在倾听患者诉说时，身体微向前倾，体现了对患者的关心和尊重。在和患者沟通时，适时地点头，以表示正在倾听患者的表述，向患者传达"说下去"或"我明白了"的意思。现代心理学研究发现，人的感情有一半以上是凭借人体的外部动作来传递的，其中主要是手的动作。如护士竖大拇指表达了对患者的鼓励和赞扬。

（三）距离

霍尔指出交际者对空间领域有一定要求，并依据交际者间的亲昵程度将其划分为四种：亲密距离（约 0.5m 以内）、个人距离（0.5~1.2m）、社交距离（1.3~3.5m）、公众距离（3.5m 以上）。亲密距离只适用于最为亲密的场合，指密友、父母、子女及夫妻彼此依偎的距离。个人距离是由亲昵关系向一般社会关系过渡的距离，通常朋友、同事、护患之间的交谈多采用这种距离。社交距离是社会交谈或商务交际时保持的距离，也称礼貌距离。在护理工作中，对敏感患者或者异性患者，可采用这种距离。公众距离是公共场合的交际距离，用于公众性的讲话和演讲等。

（四）体触

体触是人体各部位之间或人与人之间通过接触抚摸的动作来表达情感和传递信息的一种行为语言。常见的体触形式有抚摸、握手、依偎、搀扶、拥抱等。恰当的体触有利于儿童的生长发育，有利于建立和改善人际关系以及传递各种信息。如帮助患者翻身拍背，传递的是护士对患者的关心以及对工作认真负责的态度。在临床护理工作中，体触常用于实施护理评估、给予心理支持以及提供辅助治疗等方面。但是，护士应该注意要根据沟通情境、沟通对象以及双方的关系、文化背景选择合适的体触方式。

（五）沉默

沉默是交际活动的最高形式，是表达和传递情感的纯粹方式。合理运用沉默，可以使患者获得安全感，为患者提供回忆、思考的时间，以及在护患之间形成共情，达到此时无声胜有声的效果。沉默是无声的交流，其表达的是陪伴，给患者一种"我在这里陪着你"的感觉，可消除紧张的情绪，建立信任感。当患者情绪激动、极度悲伤时，护士保持适当的沉默，给患者一定的时间宣泄情绪，既可以传达理解和关怀的心意，又能让患者有调节情绪和整理思绪的时间。但是也要避免长时间的沉默或者消极的沉默产生误会，护士要适时打破沉默。

从表面上看，作为健康传播的受传者，患者是被动的，但是实际上，患者也在以各种方式向传播者——护士发出反馈信息，因此，在健康传播过程中，护士也要关注患者的非语言表达方式，如患者的眼神、表情、动作等，观察患者对传播内容的反应，推测对方对所传播信息的兴趣、态度和注意程度，从而随时排除干扰，修改信息，最终完成传播。有时，非语言行为更能表达患者内心真实的情感，也有助于护士获得更多的信息。

总之，在健康信息的传播活动中，语言传播方式和非语言传播方式是互为补充、互为交叉，又互为依赖的。只有掌握了这些知识和技巧，并加以合理地运用，才能有效地传播健康信息。

案例5-1 分析讨论

1. 小李没有从家属的角度思考问题，未使用恰当的语言沟通技巧，粗暴地打断了家属的休息，未能给出解决问题的方法。作为护士，应当尊重患者及家属，运用礼貌用语，在沟通时应以关心、共情的语言与家属沟通，尽量做到坦诚、关怀和正确地理解家属。

2. 沟通：叔叔您好，您的被子没有盖好，这样容易受凉的。我们的病床有点窄，两个人睡挤在一起不舒服，而且容易摔下来，很不安全的。您看阿姨手上还有输液管道，身下还有留置尿管，如果不小心受压或者受到牵拉掉下来，后果是不堪设想的。您也知道，阿姨的病情需要良好的休息，您这样两个人都睡不好。我们护士站有陪护床，我帮您去拿过来，您在陪护床上休息也会更舒服一些，您看可以吗？

问题与思考

在呼吸重症监护病房，有很多气管切开、气管插管、佩戴呼吸机或咽部术后噤声的患者。他们往往病情危重，病房又没有家属陪伴，在语言沟通受限的情况下，只能通过肢体语言来表达，让医护人员常常很难理解，不能及时满足他们的需求。为解决临床护理中的这一痛点，长沙市第三医院呼吸内科护士长朱应群和主任鲁林秀组织护理人员对呼吸内科数百名曾经行气管插管、气管切开和使用过无创呼吸机的患者进行调查，收集了12类常见需求，制作成图文并茂的"心意转盘"。患者根据需要拨动转盘，医护人员就能一目了然明白其所需，迅速做出反应。该"心意转盘"同时也获得了国家知识产权局的实用新型专利授权。

问题：结合本节内容，该案例给了你怎样的启示？

（徐慧文）

第二节　显示职业素养的技巧

案例5-3　　　　　　　　　　**冬日的暖阳**

刘阿姨是我们内分泌科的一位癌症患者。今天感恩节，正逢我值夜班。这段时间的夜班就像到了农忙季节，让人一刻都停不下来。我正好到刘阿姨房间测血糖，看了她两眼，发现她一个人躺在床上蜷着身子。

"又开始疼了吗？阿姨？""蕾蕾来啦，我没事儿。等会疼得厉害，我就吃两片儿止疼药。你忙你的哈，我没事儿！年轻人熬夜对身体不好，你别老跑我这，抽空能歇就歇会儿。"她拽着我的手，来回摩挲着，掌心的温暖传递给我。我有些心疼，疼得想落泪！我能做的就是，给她肩膀上的被子紧一紧，再紧一紧。

"蕾蕾啊，我不冷，我就觉得热，骨头里热，但是我不发烧，肯定是我身体里的细胞和癌细胞打仗！是吧？""对呀！两军打起来了，这会开着炮呢，肯定我方连胜！"她咯咯地笑了。

问题：

1. 护士蕾蕾的哪些行为体现了人文关怀？

2. 结合本节课所学内容，请谈谈如何在护理工作中体现职业素养？

《全国护理事业发展规划（2021—2025年）》指出，"十四五"时期全面推进健康中国建设对护理事业发展提出了新要求，积极应对人口老龄化对护理事业发展提出了新任务，推动高质量发展为护理事业发展带来了新机遇，信息化技术的快速发展为护理事业创造了新条件。云计算、大数据、物联网、区块链、第五代移动通信（5G）等新一代信息技术与卫生健康服务深度融合，卫生健康领域新模式、新产业、新业态的不断涌现，为推动护理服务模式创新，提高护理服务效率，引领我国护理高质量发展提供了有力支撑。

随着现代医学和护理模式的转变以及我国经济、社会的快速发展，护士的工作由一般技能性操作向更为复杂的创造性活动发展，这对护理人员的职业素养提出了更高的要求。当前，我国护理领域主要矛盾表现为人民群众的护理服务需求与供给相对不足之间的矛盾。具有较高职业技能水平和职业素养水平的高素质技术技能型人才，是中国特色社会主义进入新时代的重要人力资源支撑和发展动力。护士的职业素养是护士在从事护理工作时需具备的综合素质和涵养，是护士与其他劳动者区分的关键。护士作为健康信息的传播者，必须具备良好的职业素养，这不仅是提高护士的权威性、患者的信任感和自信心的重要保障，同时也是缓解护患关系紧张的有效方法。

一、护士的职业素养

"素养"字面意思是素质与修养，指一个人经长期修养而形成内在涵养，包括思想政治素养、文化素养、知识素养、身心素养等，与素质同义。职业素养是指职业内在的规范和要求，是在职业活动中表现出来的综合品质，包含职业技能、职业道德、职业作风、职业行为和职业意识等方面，职场上称为"职商"。

护士职业素养是指护理人员在从事护理工作过程中形成的综合素质，包含护理礼仪、人际沟通、护理伦理和法律法规等护理基本知识、基本技能和应用技巧。有研究将护士职业素养分为显性素养和隐形素养两方面：显性素养包括基本技能、外表形象、学历等；隐形素养包括职业态度、职业道德、职业认知等。

护士职业素养内涵包括三个层面：知识层面，掌握护理专业理论知识，运用自身专业知识进行健康传播。熟练护理操作技能，熟悉所有护理法律法规，严格遵守各项规章制度，持证上岗。不断学习、更新健康信息，以保证患者了解健康研究动态，及时知晓新知识、掌握新技能；道德层面，以患者为中心，提供优质护理服务，工作过程中带着爱心、耐心、责任心，注重人文关怀、尊重和爱护患者，保护患者的隐私；能力层面，灵活应对复杂多变的临床问题，及时获取和传输正确可靠的健康信息，较强的沟通能力，良好的团队合作精神，学会慎独，不断学习的能力及良好的心理素质等。

在过去的几十年里，护士的工作内涵越来越丰富，一名合格的护士不仅需要具备一般操作技能（如注射、配药等），还需要具备更复杂的创造技能（如护患沟通、职业道德、心理护理等），在此背景下，对护士职业素养的要求比以往任何时候都要高。

二、护士的人文关怀

人文关怀是指对人生存状态的关注，对符合人性的生活条件的肯定，对人的尊严、自由、权利的维护，对人类的理解与自由的追求。简言之，就是关注人的生存与发展，即重视人、关心人、爱护人、尊重人。

护理人文关怀的概念有广义和狭义之分。从狭义的角度看，护理人文关怀是指护士在护理实践过程中，以人道主义精神对患者的生命与健康、权利与需求、人格与尊严的真诚尊重、理解、关心和帮助。其特点是"以人为中心"的整体护理，改变了之前"以疾病为中心"的传统护理理念。从广义的角度看，护理人文关怀不仅包括护理人员对患者的关怀，也包括护理管理者对护理人员的关怀、护理人员之间的相互关怀及护理人员的自我关怀。

护理学的核心目标是守护健康，满足人对健康的需求。人文关怀是护理学的核心与精髓。对患者实施人文关怀也是护士必须履行的基本职责和伦理要求。我国《护士条例》明确规定，护士应当尊重、关心、爱护患者，保护患者的隐私。这从法律层面规定了护士实施人文关怀的职责或义务。《中国护士伦理准则》对护士人文关怀提出了非常明确和具体的要求：关爱生命，善良为本，仁爱为怀，热心、耐心、细心、诚心，提供全人、全程优质护理。《"健康中国 2030"规划纲要》明确提出要"加强医疗服务人文关怀，构建和谐医患关系"。护理人员不但要具有精湛的专业技术，还要处处体现人文关怀，促进护患关系的和谐发展。

护理人文关怀不仅体现在具备"以人为本"的理念，更重要的是在护理工作中对患者的关怀护理。

（一）理解患者的文化背景

文化背景是患者经过长期的文化沉淀形成的价值取向、思维模式、心理结构的总和。不同文化背景的人有不同的关怀体验，需要不同的关怀表达方式。护士为患者实施关怀照护措施时，必须考虑到患者的文化背景，掌握不同患者的文化价值观与活动方式，才能为其提供合乎文化背景所需要的对患者及家属都有益处的关怀表达方式、解释方式与处理方式，从而有助于建立适合文化现象的护患关系，满足患者的多元化需求。

（二）尊重患者的生命价值

护理人文关怀，首先体现在对神圣生命的敬畏与尊重，其核心是关心患者的需求，尊重患者的生命价值、尊严和权利。要把护理任务从单纯延长生命，上升到注重提高个体生活质量，并促进其社会价值实现的高度，这样才能实现护理人文关怀的外延拓展。生命对于每个人来说都是不可替代且弥足珍贵的，护士尽最大努力去救死扶伤，维护患者的生命。当生命无法挽回的时候，护士应当让患者享受到生命的尊严。

（三）关注患者的身心整体

护患之间的情感交流，以及对患者的心理支持、精神的安慰、人格的尊重、权利的确保，都是人文关怀的重要组成部分。例如，对恶性肿瘤患者，从护理技术角度，护士考虑的是除手术等治疗措施外还需静脉治疗；从人文关怀的角度，护士应结合患者的年龄、职业、心理、经济状况等因素讲明病情以及可供选择的静脉治疗方案的利弊（包括经济上的），帮助患者认清面临的各种选项，提供医疗相关信息支持，让患者参与决策，而不能用自己的价值观念代替患者的价值观念来选择。

（四）满足患者的合理需求

首先，护士应当评估患者的健康需求。患者的健康需求即为了保持健康所需的健康服务，一般包括基本需求、身体照顾需求、心理支持需求、健康教育需求及灵性需求等。在传播学中，需求是受传者或受众接受健康信息的内因或内部动力，外因必须通过内因起作用。若护士能够针对患者的健康需求有的放矢地进行健康信息的传播，往往能够获得事半功倍之效。其次，护士应当主动为患者提供帮助，可树立良好的护士形象。再次，坚持适度原则。护理活动应根据患者的自理需要和自理能力缺陷程度而定，护士应激发患者的康复主动性，使之减少对护理的依赖，早日回归社会。实际上，把基础护理全部"推掉"或全"包掉"，都不是人文关怀。最后，利用高水平的护理知识和操作技能，为患者提供解决健康问题的深层次专业服务。护士在临床工作中需要不断学习最新的护理知识与临床技能，以自己专业化的技术服务患者，同时，也要关注护理服务的延续性。患者所需要的并不是短期的健康传播，而是一个经过规划的长期传播过程。

（五）重视患者的个体差异

每个患者都是一个独立的个体，每个个体既有共性又有个性。在疾病状态下，对人文关怀的需求会因不同的情境而有所差异。护士在实施人文关怀措施之前，需要对患者的个性特点、文化背景、宗教信仰、人文需求等做出准确、充分评估，然后根据患者所需在共性的基础上提供针对性、个性化的护理服务。例如，同样是罹患癌症，有些患者希望与人交谈倾诉悲哀，有些人则希望回避此事，有些人希望能够获得积极治疗的资源等。护士只有让患者在需要某种帮助的时候，恰到好处地提供相应的支持，才能达到人文关怀的最终目的。就健康传播而言，不同背景的人对健康传播信息的需求不同，接受能力也不同，加之固有观念的影响，导致患者对信息的选择性注意、选择性理解和选择性记忆。通过了解患者需求，再以此为出发点，确定健康传播计划与策略，选择有针对性的、患者迫切需要的健康信息，健康传播就容易被接受，从而取得患者知识、态度、行为全面改善的健康传播效果。

（六）协调患者的人际关系

人文关怀必须在特定的时空与情景中产生互动，建立起一种秉持尊重原则的护患关系。实施护理人文关怀，有助于构建和谐的护患关系，同时也是进一步实施人文关怀的基础。良好的护患关系能够帮助护士获得更多、更准确的关于患者的信息，获得患者的信任，从而了解患者的需求，为患者提供更优质的人文关怀和护理服务，达到更优的传播效果。

三、护士的礼仪修养

礼仪包括"礼"和"仪"两部分。"礼"即礼貌、礼节，"仪"即仪表、仪态、仪式、仪容。礼仪是在人际交往中形成的约定俗成的行为规范、交往程序与准则，是通过尊重、敬意、友好、关心等进行沟通与交流、增进了解、表达心意的一种形式。护理礼仪是指护士在进行医疗护理和健康服务过程中，形成的被公众公认的和自觉遵守的行为规范和准则，它既是护士个人修养和职业素质的外在表现，也是护士职业道德的具体要求。

在现代护理工作中，护士需要增强服务患者的意识，在具备良好的专业操作技能、治病救人品质的同时要有适宜的礼仪素养和护理礼仪，在患者康复过程中提供优质的护理服务。

在面对面传播中，礼仪修养决定了护士给患者留下的第一印象，将影响传播效果。护士作为健康教育中的劝服者，其专业身份本身就具有一种权威性。但仅凭此并不一定能够获得患者的信服，护士还需要注重提高自身修养，注意自己在健康传播过程中所表现的仪态、举止、谈吐等言行，树立良好的传播者形象，从而赢得患者的信任与敬重，进一步使患者以积极的态度接受健康信息。

（一）护士的职业礼仪

护士的礼仪规范是护理工作中抚慰人心的敲门砖，在与患者接触的过程中，护士要注意自己的行为举止。在护理工作中应做到：①有得体的仪表与举止。护士的着装和容貌修饰应当端庄、自然，符合职业要求；举止要落落大方，站、立、坐、行及护理操作应当动作干练、流畅优雅、符合美感和节力的原则。②有良好的职业道德。护士需要尊重患者的生命价值、尊严及权利，保护患者的隐私。在护理工作中站在患者的角度，采用同理心和移情技巧做好人文关怀，适时提供患者所需的护理服务。③有饱满的精神风貌。待人真诚热情，工作精力充沛，热爱本职工作是护士良好职业礼仪的要求之一。饱满的精神风貌能够影响服务对象，给患者带来积极、乐观、阳光的心理感受，促进患者恢复健康。护士良好的职业礼仪往往会让患者产生信赖感，从而获得理想的健康传播效果。

（二）护士的仪表礼仪

仪表是指人的外表仪态，包括服饰、仪容和姿态等。良好的仪表能够给人以亲切、端庄、纯洁、稳重的感受，也是赢得患者尊重和信任，建立良好护患关系的开端。在传播学中，服装作为一种典型的非语言符号，承载了深层次的社会信息和意义。它首先进入人们的识别系统，不断地向周围人传达出着装者的社会地位、个性品位、团体属性、职业特征乃至审美情趣等信息，并让他人形成对着装者的认知。

作为护士，衣着应和护理工作环境相协调，整洁、端庄、得体、大方，以显示内在美。由于医疗卫生行业的特殊要求和职业性要求，护士服饰必须符合以下基本要求：①端庄大方：着装简约朴素，端庄实用。②干净整齐：工作服清洁平整，着装整齐。衣扣系紧、系齐，内衣不外露。③搭配协调：服饰大小适宜，护士帽、护士服、护士袜、护士鞋、配饰整体协调统一。在仪容方面，应当以整洁、规范、得体、大方为基本规范。面容修饰以整洁简约为基本要求，发部应勤于梳洗，长短适中，发饰、发色、发型得体。护士妆容修饰以清新自然为特点，可适当化淡妆，以展现护士端庄、稳重、大方的职业形象。

（三）护士的体态礼仪

护士的基本姿态，包括站姿、坐姿、走姿等，以端庄、稳重、自然、大方为主要特征。正确的站姿是：头正颈直，目光平和，面带微笑，下颌微收，表情自然，挺胸收腹，两肩水平，外展放松，立腰提臀。女性双手贴于大腿两侧或相握于小腹前，两腿并拢，两脚呈"V"形，脚尖距离10～15cm，或呈"T"形。男性双臂自然下垂，双手贴于大腿两侧，双脚平行，与肩同宽。正确的坐姿是上半身保持站立时的姿势，右脚后移半步，单手或双手把护士服下端抚平，轻轻落座在座位的前 1/2 或 2/3 处。落座后，两眼平视，挺胸抬头，腰背挺直。女性双膝双脚并拢，小腿与地面垂直或稍后收。男性可将双腿略分开，双手分别放于两膝上。走姿的基本要求为身体正直、重心在前、肩平摆臂、步幅适度、步速平稳。在抢救患者时，护士的步速要适当加快，以"快走"代替"跑"，保持身体平稳、步履轻捷，给人快而不慌、忙而不乱、稳中有序的感觉。下蹲时，一脚在前，一脚在后。在前面的脚全部着地，小腿与地面垂直；在后面的脚的脚掌着地，脚跟抬起，膝盖位置低于前脚的膝盖。女性要求两大腿紧贴，男性可两腿稍分开。下蹲后，头部保持正直，两眼平视前方，下颌微收，两肩持平，挺胸收腹，臀部向下，双手叠放在前腿的外 1/3 处。

（四）护士的语言礼仪

语言是健康传播的载体，也是护士与患者进行沟通的一个有效桥梁和关键纽带。语言可以体现一个人的文化素养及精神风貌，同时也是护士综合素质的外在表现，它不仅能影响护士的人际关系，也关系到护士在患者心目中的形象。因此，作为一名护理人员不仅应具备高尚的职业道德修养，精湛的业务素质，同时还应具备高雅的语言修养及传播技巧，具体包括谈吐规范、说话的语音、语调、语气、礼貌用语、专业性等。同一内容的信息，运用不同传播技巧，产生的传播效果也会不同。有良好的交流能力，能熟练运用基本沟通技巧，是建立良好传播关系的必备条件（具体见第五章第一节内容）。

小链接	文明服务五声

患者初到有迎声，进行治疗有询问声，操作失误有道歉声，接电话有问候声，治疗结束有告别声。

（五）护士的操作礼仪

护理操作技术是构成护理服务质量的关键。护士在护理操作过程中，应该用严谨的工作作风、真诚的服务态度、端庄的举止、礼貌的语言，为患者做好操作前的解释，操作中的指导和操作后的嘱咐，动作要轻柔、娴熟并符合力学、美学原则，既能减轻患者的痛苦，又能增加患者的安全感和舒适感。操作前，护士应该明确患者的病情、操作的目的、操作中的注意事项以及可能出现的意外状况的处理等，向患者解释操作的目的、患者需要准备的工作、操作的方法以及患者在操作中可能出现的感觉等，以减轻患者的心理恐惧感，取得患者的合作。操作中，护士对待患者要态度和蔼、语言亲切，耐心、动态地询问患者的感受，给予适当的安慰与鼓励，护理操作动作娴熟，减少患者的痛苦。如涉及患者隐私，需注意遮挡及保暖。操作后，护士应对患者诚恳致谢，感谢患者的配合，同时，还要根据患者的病情以及所采取的操作对患者给予嘱咐和指导，询问患者的感受，观察是否达到预期效果。

四、护士的职业伦理修养

职业伦理修养是个体在职业领域中对自己和他人行为是与否、美与丑的判断和评价基础之上形成的一贯的品质和修养。也可理解为从事专业工作应具备的道德态度和行为能力，它是在工作中所体现出的道德修养。护理职业伦理是一般伦理原则与规范在护理实践领域的具体化，包括护理职业理想、护理职业态度、护理职业责任、护理职业技能、护理职业纪律、护理职业良心、护理职业荣誉与护理职业作风等内容。它是护理工作中的道德哲学，是护理人员在履行自己职责的过程中调整个人与他人、个人与社会之间关系的行为准则和规范的总和，要求护理人员尊重患者的生命和权利，维护和履行护理职业的荣誉和责任。

护理伦理修养是指护士在护理道德方面所进行的自我教育、自我锻炼和自我陶冶的过程，以及在此基础上达到的护理道德水平，其目标是不断地提高医学道德水平，更好地履行为人民健康服务的职责。提高护理伦理修养有利于培养护理人员的道德品质，提高护理质量，也有利于优良护理道德作风的形成和社会主义精神文明建设。

依据我国《护士条例》的宗旨，参照国际护士会《护士伦理守则》的内容，结合我国卫生健康事业发展需要，中华护理学会和中国生命关怀协会人文护理专业委员会于 2020 年共同制定了《中国护士伦理准则》。该伦理准则明确了护士职责和应遵循的伦理原则，旨在指导护士在专业行为、专业实践中作出符合伦理的决策，促进专业品格和人文素养的全面提升。"尊重、关爱、不伤害、公正"是护士的基本伦理原则。护理伦理原则是护士伦理准则的理论支柱，发挥导向和指南作用，为护士解决护理实践中的伦理问题提供策略和方法，对护理行为和技术活动起规范和指导作用。

"尊重"既要尊重护理对象的生命权、人格权，也要尊重护理对象作为患者时的基本权益。尊重意味着在彼此平等的基础上，完整地接纳患者。护士要把每一位患者都视为有情感、有人权、有独立人格的人，予以积极关注与接纳。护士对患者的尊重应体现在人性化的护理服务中，要评估、理解护理对象的文化背景、生活习惯、个性特征等需求，尊重个人、家庭和社区所特有的权利、价值观、风俗习惯和精神信仰。

"关爱"包含了关心、照顾、帮助和爱护等含义，它是一种自然情感，也是一种道德情感，更是一种能力，体现了护理的人道主义精神，也是广大病患的心理期待，"关爱"应成为一切护理工作的出发点和落脚点。无论在任何情况下，护士面对的每个生命，首要的意识和行为就是关爱生命、保护生命、呵护生命，关注和维护生命安全、生存权利，不放弃、不抛弃。关爱生命是保障患者权利的宗旨和目标，要把爱心、同情心、责任心融入临床护理工作中，始终保持热心、耐心、细心，并成为一种专业素养、职业本能。

"不伤害"是指护士不给患者带来可避免的不适、疼痛、痛苦、损害、残疾或死亡。不伤害原则要求培养护士为护理对象的利益着想的意识和动机，恪守行为规范，落实护理核心制度。护理行为前要科学评估可能会给患者造成的影响，选择利益大于伤害的方案；重视护理对象的愿望和利益；尽力提供最佳的护理。在护理工作中要做到恪尽职守，审慎无误，坚守良知，确保护理行为对护理对象无身心伤害，也不因护理不当造成额外的经济负担，更不应该出现故意损害护理对象利益的行为。

"公正"原则要求护士平等对待护理对象，不论护理对象的性别、年龄、肤色、外貌、地域、国籍、种族、宗教、信仰、贫富、社会地位等一律平等对待。在护理实践中，要坚持以患者的健康需求为导向，对任何不同的护理对象都应提供相同标准的护理服务。此外，尽管护士与患者在健康传播过程中有主体客体之分，但双方的地位都是平等的，护士要尊重对方，平等相待，才能得到对方的尊重与合作，从而提高健康传播的效果。"公正"原则的第二层含义是合理分配医疗资源。在面对日趋尖锐的健康资源分配矛盾时，护士要在有限的医疗卫生资源与无限的卫生服务需求之间寻找资源平衡点，确保每一位护理对象都得到公平、公正、合理的服务。

> **案例 5-3 分析讨论**
>
> 1. 护士蕾蕾的人文关怀主要通过其语言、行为体现。具体分析如下：在经过患者病床时，护士细致地观察了刘阿姨的状况，识别到患者痛苦的表现，并用语言表达了对患者关心和尊重。同时，护士蕾蕾走到患者床边，与患者握手、紧被子等行为，促进了护患关系的良好发展。最后，护士以诙谐的语言、形象的比喻让患者会心一笑，给予患者战胜疾病的信心，也宽慰了患者的心理。
>
> 2. 在护理工作中，护士可以从以下三个方面体现职业素养：知识层面，掌握护理专业理论知识，运用自身专业知识进行健康传播。熟练护理操作技能，熟悉所有护理法律法规，严格遵守各项规章制度，持证上岗。不断学习、更新健康信息，以保证患者了解健康研究动态，及时知晓新知识、掌握新技能。道德层面，以患者为中心，提供优质护理服务，工作过程中带着爱心、耐心、责任心，注重人文关怀，尊重和爱护患者，保护患者的隐私。能力层面，灵活应对复杂多变的临床问题，及时获取和传输正确可靠的健康信息，较强的沟通能力，良好的团队合作精神，学会慎独，不断学习的能力及良好的心理素质等。

问题与思考

李先生，55岁，2018年9月2日以肺癌晚期收住入院，入院后下病危通知。9月3日上午护士长大查房时，患者说："如果我的病太重了，千万不要做更多的抢救，不要给我插管，只要让我舒适就好。"9月8日下午，患者病情加重，护士长将患者愿望转达主管医生，医生未给其使用呼吸机等抢救措施，只给予足够减轻疼痛的药物，但其女儿要求不惜一切代价，抢救患者生命，此时，患者神志已不清醒，面对家属的强烈要求，医护人员感到无所适从。

本案例中，一方面，患者女儿要求不惜代价救治患者生命，按照家属的要求，维护患者健康利益，是护理伦理道德的基本要求；另一方面，医务人员不仅要对家属负责，更要对患者负责，尊重患者的意愿就是保持其舒适，而不惜一切代价地救治患者、无意义地延长患者的生命，不仅会浪费有限的医疗资源，也不符合生命质量与生命价值相统一的原则。此种情况下，患者的利益与家属的利益出现了冲突。在医疗护理活动中，患者与家属多数情况下是同一利益主体，其目标就是患者的康复；但在特殊情境下，患者本人与家属对利益可能产生不同的诉求，导致护理人员陷入伦理困境。

问题：如果你是案例中的护士长，你会怎么处理？

（徐慧文）

第三节　健康传播材料使用的技巧

案例 5-4　《公民防疫行为准则（科普版）》入选 2021 年委管出版物主题宣传优秀作品

　　2022 年初，国家卫健委宣传司发布了《关于 2021 年度委管出版物主题宣传工作的通报》，国家卫健委宣传司组织近 30 位专家对 30 家单位报送的 489 种主题宣传成果进行评审，最终评选出优秀图书电子音像出版物、优秀报刊、优秀宣传文章等六类 116 种导向正确、主题鲜明、富有特色、影响力较强的优秀作品。其中由国家卫健委疾控局策划，中国疾病预防控制中心环境所编著的《公民防疫行为准则（科普版）》入选国家卫生健康委"2021 年委管出版物主题宣传优秀图书电子音像出版物"。

　　问题：

　　1. 你认为《公民防疫行为准则（科普版）》属于哪种类型的健康传播材料？

　　2. 如何评价该书的作用？

　　健康传播旨在把医学研究的成果，以通俗易懂的方式进行传播，让大众了解健康信息，强化健康意识，通过更正原先不正确的健康行为和态度，达到降低居民患病率和死亡率、提高健康水平和生活质量的目的。

　　健康传播材料是指基于特定的健康传播目标，为了普及健康知识和技能，专门面对特定人群进行设计、制作，成为承载和传递特定健康信息的载体，从而在信息传播过程中扮演关键角色。高质量、定位精准的健康传播材料对提升公众和患者健康知识储备、转换健康观念、改变不良的生活习惯、施行文明健康的生活方式、加强健康技能有举足轻重的效用。健康传播材料可以通过线上、线下的方式，运用在为患者进行医院环境介绍、就医指南、疾病专科知识、医技检查、用药指导、心理健康教育、康复保健、健康宣教等情境中。面对不同患者，正确制作或选择恰当的健康传播材料，对于促进患者病情的转归、建立良好和谐的护患关系、缩短护患距离，起着至关重要的作用。

一、健康传播材料的类型

　　健康传播材料是关键信息的载体和呈现方式，是面向公众、患者及家属进行健康教育和健康促进活动时用到的关键工具。健康传播材料基本包括文字印刷材料、音像视听材料、实物材料、新媒体传播材料四种类型。

（一）文字印刷材料

　　文字印刷材料包括宣传折页、传单、宣传画、杂志、报纸、图书、壁报、横幅等。

　　1. 宣传折页、传单　主要是指用纸张制作而成的带有健康信息的宣传页，一般是加大健康传播力度而编排印刷的一种健康传播材料。当总页数较少，且不适合装订时，便可以以折页的形式呈现。折页有二折、三折、四折、五折、六折等，特殊情况下，机器折不了的工艺，还可以加进手工折页。宣传折页、传单通常会插入简明扼要的文字和清晰生动的图片。在进行健康传播活动时，宣传折页、传单很适合用于针对某个疾病的治疗、护理、康复要点、常规护理技术、基本健康技能实施流程等的简略陈述。传单标题是首先被大众看到的部分，在为健康传播活动设计宣传单时，要注意传单标题的创新，多加入一些创意亮点或流行热点，从而引起人们的共鸣和好奇心，引导读者进一步了解宣传单其他内容，同时也要突出健康主题，例如，生命"乳"此美丽，你我"房"患未然。读者一看到标题，就会知道主要讲的内容是乳腺疾病的预防。或者标题简明，重点突出，例如，学校如何预防肺结核？师生看到标题就能明白宣传折页、传单的主题是校园内肺结核的预防。

图片素材要清晰，尽可能选择高清素材，以提高宣传折页、传单的可读性，避免出现朦胧不清的情况。文字字体要体现主次，依照健康传播内容中的重难点，设计不同大小的文字字体。比如重点的标题需要大号字体加粗，一般的介绍可以选用小号的字体。宣传单图片制作过程中，不要将内容设计得太满，也不要将图片素材或文字内容放在靠边的位置，注重整体的美感。

2. 宣传画　宣传画也被称作招贴画或海报，是以宣传鼓动、制造社会舆论和气氛为目的的绘画。其特点为附有亮眼夺目、简洁明了的文字标题，整个构图主题清晰、明白流畅、通俗易懂、重点突出、抓人眼球，具有极其强烈的感染力。不同年龄阶段的人对以宣传画的形式传播健康信息都可以接受，在日常生活中，不管是学校、社区，还是商场、医院等场所，宣传画几乎随处可见。这种传播形式投入相对较小，不受硬件条件限制，有利于大范围、高密度传播，使健康信息能够真正深入大街小巷、千家万户。但宣传画由于受宣传栏局部面积的限制，通常并不会很多张海报张贴在一起同时传播健康信息，仅仅传播少数重要内容，适用于社会动员和倡导性传播活动。

海报张贴的地点需要选择位置显眼、人流量大的地方，通过直接面向大众，改变居民的健康观念和行为，提升其健康技能而及时地改善健康结局，提高居民健康素养。张贴时要确保宣传画不被物体所遮挡，注意合适的高度，选择相对光滑、粘贴度高的地方以确保粘贴牢固，避免出现破损、翘角，使用胶带时，以不损害、不弄脏墙面为原则。数张海报排列张贴，视觉及宣传效果更佳。

3. 手册　是收录一般资料或专业知识的工具书，是一种便于浏览、翻阅的小册子，是汇集某一学科或某一主题等需要经常查考的资料，供读者随时翻检的工具书。手册主要为人们提供某一学科或某一方面的基本知识，方便日常生活或学习。书籍是指装订成册的图书和文字。无论是手册还是其他类型图书，都能够分章节、系统地传播健康知识和技能。健康传播手册可以提升读者健康素养、强化健康意识，帮助读者识别不良危险因素，增强防范能力。

（二）音像视听材料

音像视听材料是指借助电磁、光电、电子计算机设备等技术手段所记载和再现的声音、图像、数据等信息资料。可以是以真人出镜的方式拍摄的音像传播材料，也可以是应用信息技术制作而成的动画视频。例如，由国家广播电视总局、国家卫生健康委员会、国家中医药管理局指导的《国医有方》，通过纪实影像与珍贵资料，生动讲述了中医药深入参与全球新冠疫情防控的真实故事，展现了中医药抗疫的重要贡献。看完该纪录片，荧幕前的观众能够感受到自新冠疫情发生后，我国中医药在疫情防控中所发挥的举足轻重的作用，让全世界更多人感受到抗击疫情中的中国智慧、中医药的力量。

系列健康照护视频，如脑血管病诊治与照护、口腔护理、使用轮椅转运推送患者外出、卧床人群的叩背排痰等内容能够帮助住院或居家患者进行健康照护或管理。另外公益短片，如让我们一起对烟草说"不"、三减三健、国家基本公共卫生服务项目等，不以营利为直接目的，采用艺术性的表现手法，通过启发和引导，引起公众的共鸣，让观众了解吸烟的危害，强化"三减三健"健康生活方式的意识，即减盐、减油、减糖、健康口腔、健康体重、健康骨骼，推进健康中国建设。在国家基本公共卫生服务项目公益广告中，介绍了国家基本公共卫生服务项目的具体内容，包括城乡居民健康档案管理、健康教育、预防接种、0～6岁儿童健康管理、孕产妇健康管理、老年人健康管理、慢性病患者健康管理（高血压、糖尿病）、严重精神障碍患者健康管理、结核病患者健康管理、传染病及突发公共卫生事件报告和处理服务、中医药健康管理、卫生计生监督协管服务、健康素养促进行动，有效增进了人民健康、实现卫生公平。

（三）实物材料

为了让人们加深对某些健康知识的印象，进而转变为促进健康的行为，健康传播者通常会选择在人们日常用的物品上印刷相关的健康信息。常见的生活用品包括钥匙扣、鼠标垫、日历、水杯、笔、笔记本、抽纸盒、雨伞、打火机等。人们在接触到这些经常用到的物品时，会不自觉地阅读上面的健康信息或者健康标语，从而反复强化健康认知，提高健康意识。例如，重庆市忠县黄金镇政府与当地四家大型物流快递公司达成协议，在每天接收和派送的物件外包装上粘贴禁毒宣传小标签，标签上的内容为"健康人生、绿色无毒"，这一举措强化了大众的禁毒防毒意识，营造全民禁毒的良好社会氛围。在文化衫上印健康标语也是常见的方式，在穿着衣物的同时也起到向周边人群进行健康宣传的作用。

（四）新媒体传播材料

新媒体传播材料主要包括手机短信、电子邮件、微信、微博、抖音、数字电视、搜索引擎等。相对于报刊、杂志、广播、电视四大传统意义上的媒体，新媒体被认为是"第五媒体"。新媒体的传播速度远远高于传统媒体，能够在事件发生后的第一时间进行及时快速的传播。各类平板电脑、智能手机都是客户端，可以同时接收或发布健康信息，具有小巧、可随身携带的特点。传统媒体是大众化覆盖，网络媒体则可以做到个性化服务。

随着机器学习算法的更新与发展，人工智能可以对特定个体进行数据画像和精准推送，新媒体传播材料可以更加具有针对性地推送给个人。例如，针对冠心病患者会增加推送关于预防和治疗冠心病的健康信息，针对糖尿病患者会推送预防低血糖、血糖测量相关技能的健康咨询和产品。相比于受众被动接收传统媒体机械性地发布无差别的健康资讯，新媒体传播材料能更准确预判并推送合适的健康信息，让读者能够更深入了解相关知识，同时也方便检索相关的内容。新媒体传播材料和传统媒体传播材料可以做到相互补充、相互借鉴。

中国互联网络信息中心在北京发布了第 50 次《中国互联网络发展状况统计报告》，该报告表明，截至 2022 年 6 月，我国网民规模为 10.51 亿，互联网普及率达 74.4%。我国网民人数持续上升，网络接入更加多样。网民人均每周上网时长为 29.5 个小时，网民使用手机上网的比例达 99.6%，使用台式电脑、笔记本电脑、电视和平板电脑上网的比例分别为 33.3%、32.6%、26.7% 和 27.6%。与此同时，互联网应用也在持续发展。我国短视频用户规模达 9.62 亿，较 2021 年 12 月增长 2805 万，占网民整体的 91.5%；网络直播用户规模达 7.16 亿，较 2021 年 12 月增长 1290 万，占网民整体的 68.1%；在线医疗用户规模达 3 亿，较 2021 年 12 月增长 196 万，占网民整体的 28.5%。新媒体传播材料无论是在当下还是在未来，都有极大的开发和传播空间，将为实施健康中国战略，提升我国居民健康素养，改善不良的生活方式与行为，全方位、全周期保障人民健康，发挥不可估量的作用。

小链接   **中国互联网络信息中心**

中国互联网络信息中心（China Internet Network Information Center，CNNIC）于 1997 年 6 月 3 日组建，现为工业和信息化部直属事业单位，行使国家互联网络信息中心职责。作为中国信息社会重要的基础设施建设者、运行者和管理者，CNNIC 负责国家网络基础资源的运行管理和服务，承担国家网络基础资源的技术研发并保障安全，开展互联网发展研究并提供咨询，促进全球互联网开放合作和技术交流，不断追求成为"专业·责任·服务"的世界一流互联网络信息中心。CNNIC 于 1997 年 11 月发布第 1 次《中国互联网络发展状况统计报告》，并形成半年一次的报告发布机制。CNNIC 互联网研究以服务广大网民为目标，跟随中国互联网发展步伐，见证了中国互联网从起步到腾飞的全部历程。

二、不同类型健康传播材料的优缺点

不同类型的传播材料有不同的优缺点，护理人员在为患者或大众进行健康教育或健康促进活动时需要根据现场环境、电子设备状态、人群数量等实际情况进行选择，因此需要了解和掌握不同类型健康传播材料的特点。

1. 文字印刷材料　例如，宣传单、小册子等，这类材料内容较为丰富，印刷便利，花费金额较少，可以做到人手一份，保证每个参与者都能有材料以供阅读，也方便保存。读者有主动权，可以自由选择什么时间阅读、在哪里阅读，可是这也需要读者具有足够丰富的文字阅读功底。与音像视听材料、新媒体传播材料相比，文字印刷材料的感染力较弱，无法让参与者有身临其境的感受，降低了他们的共情感，时效性也比较差，制作周期偏长。另外，如果每份材料的页数过多，也会影响阅读效果。

2. 音像视听材料　可以播放图片、声音和视频，给予观众最生动、直观的感受，能够快速吸引观众的注意力，材料的时效性较强，感染力也强于文字印刷材料和实物材料。通过视频动画把抽象的内容具体化，使许多难以理解的内容，如血液循环、肺泡与血液的气体交换、尿液的生成和排出等变得形象生动，激发观众的求知欲和学习兴趣，提升健康传播效果。音像视听材料也可以借助现代通信技术更加广泛地快速传播，极大地缩短了健康传播者（护理人员）与知识接收者（寻求健康信息的人群）之间的"距离"。但音像视听材料也存在一些问题，制作优质的视频、音频通常需要花费较多的费用，如果这些材料仅播放 1 次，无法让观众能够深刻理解和记忆其中的健康信息。

3. 实物材料　形式多样，种类丰富，能够渗透到大众的日常生活之中，实用性较强，相比文字印刷材料，大众使用或接触到的频率更高。只要使用者使用了印有健康信息的物品，其中的健康资讯便会在潜移默化中影响使用者，从而做出有利于自身或家庭、团体健康的决定和行为。但是由于物品的体积有限，且也不适宜在日常用品上印过多的文字，因此实物材料能传达的健康信息有限。

4. 新媒体传播材料　在技术赋权的时代下，新媒体传播材料正成为大众最常接触的健康传播材料，大众通过互联网和搜索引擎，仅需输入几个关键词，便可以简单快速地搜索到所需要的任何健康信息。与文字印刷材料不同，它不需要纸张、印刷、投递，更加绿色环保、省时省力。新媒体传播材料的互动性强，可以在微信或论坛中发表观点或疑问，并能在短时间内得到解答。新媒体传播材料的形式多元，不仅具备文字印刷材料的可保存性和可查阅性，也拥有音像视听材料的时效性和视听性。但是新媒体传播材料对网络环境提出很高的要求，且健康信息内容巨大，质量参差不齐，读者容易出现鉴别困难。

不同类型传播材料的优缺点见表 5-2。

表 5-2　不同类型传播材料的优缺点

传播材料类型	优点	缺点
文字印刷材料	内容丰富 印刷便利 读者有主动权，自由选择阅读时间和地点	感染力较弱 时效性不强 需要读者具有足够丰富的文字阅读功底
音像视听材料	形象生动、直观 时效性较强 传播范围广泛	制作费用较高 短时间接触，观众无法深刻记忆
实物材料	形式多样，种类丰富 实用性较强	传达的健康信息有限
新媒体传播材料	获取方便 信息量大 形式多元 保存方便 时效性强	对网络环境有要求 内容质量参差不齐

三、健康传播材料的适用人群和途径

护理工作者在进行健康传播活动时，需要考虑目标受众的背景和特征，例如，年龄和性别结构分布、受教育程度、当地风俗习惯、对某些健康信息的掌握程度、对哪种健康信息最感兴趣、最需要了解哪类健康信息等。在对幼儿进行健康科普时，需要遵循儿童认知发展规律，多采用色彩鲜艳的健康传播材料，配以相关教学模型，或者将健康内容转化为动画片、漫画故事，便于理解和记忆，提高健康传播活动的传播效果。

面对老年人群，字体图文需要加大加粗，护理人员在与其对话时需要注意音量大小，语速也要适当减缓。对于受教育程度较低、文字阅读难度大的人群，可以选择图片丰富的健康传播材料，将重要的健康信息编排为顺口溜，方便大众理解，利于健康信息的传播。

护理工作者在面对不同的传播层面与健康传播活动场合时，要选择合适的传播途径。如果是面向所有群众的健康信息传播，可以选择网络、广播、电视、报纸等途径，在互联网上传播带有健康信息的短文或视频，在广播中播报健康资讯，在电视上播放健康视频，或者在报纸上印刷健康文章。如果是面向病房内的住院患者，可以通过小讲座的形式、一对一面对面交流或者是智能机器人对患者进行健康教育，常用的健康传播材料包括宣传折页、小册子等，由于部分老年患者受教育程度较低，理解能力不如年轻人，在介绍健康信息的时候尽量少用专业术语，尽可能编一些顺口溜，方便老年患者听懂领会。如果是在社区或者某一小范围片区进行健康传播活动，可以选择进行小讲座、张贴健康信息海报、电梯或大厅屏幕播放健康内容短视频。在社区进行健康传播活动时，需要做好十足的活动宣传准备，让居民知道举办活动的日期、时间、地点、活动的内容以及是否需要提前做准备等，可以通过派发宣传单、粘贴宣传海报的方式提前告知。必要时，也可以求助村（居）委会、当地小区物业等部门进行宣传。如果经费充裕，也可以提前给居民发放兑奖券，鼓励更多的人群参与到健康传播活动之中。

四、健康传播材料的使用

护理工作者在进行健康传播活动中，通常需要搭配健康传播材料一起使用。在给病区患者或者社区人群进行健康传播活动之前，护理人员必须要根据受众的受教育程度、对健康知识的了解情况以及现场网络环境进行评估，进而选择或制作合适的健康传播材料，如果是文字印刷材料或者实物材料，需要事先拟好健康传播材料发放预案，提前估算来参加活动的人数，准备合适数量的材料，绘制健康传播材料发放单。在将健康传播材料分发到病区患者或者社区人群手中时，护理工作者需要向接收对象告知健康传播材料的使用方法，在整个活动期间，持续关注健康传播材料的发放情况，以保证材料送到合适的人群中，且这部分人群能够正确应用材料。

一对一进行健康传播时的注意事项如下：①需要向目标人物介绍材料的使用方法、材料中健康信息的重要程度以及学习健康传播材料的必要性，提升目标人物的学习兴趣；②对目标人物讲解健康传播材料中的重要知识，分析材料中需要理解和记忆的地方，加强目标人物的健康知识储备；③在涉及操作部分的内容时，需要详细介绍，使其能够正确地独立完成；④与目标人物保持联系，定期检测其健康信息掌握程度，如果有遗漏或理解错误，需要对其再次进行讲解。

例如，在为病房即将出院的糖尿病患者进行健康信息传播时，需要事先将健康材料分发给患者本人，同时需要向患者详细讲解糖尿病自我管理的重要性，每讲到一个知识点，需要护理人员在糖尿病健康手册上指出来，同时为患者讲述血糖控制良好的案例，增加患者面对疾病的信心和勇气。向患者指出，要想控制糖尿病，有五驾马车，他们缺一不可，包括饮食、运动、药物治疗、自我血糖监测以及糖尿病健康教育。

饮食方面要注意改变自己原先不科学的饮食结构，根据患者的标准体重以及每天的劳动输出量，在保证营养均衡的前提下，尽可能降低热量和糖分的比例。运动方面，患者需要进行合适的运动锻炼，努力把体重维持在标准范围之内，推荐在饭后 1 小时进行锻炼，每次锻炼时间大于半小时，建议患者采用有氧运动，如步行、慢跑、打太极拳、球类运动等，做到循序渐进、持之以恒。药物治疗方面糖尿病患者一定要做到遵循医嘱用药，药物治疗是重要的手段之一，患者需要口服降糖药或者注射胰岛素，将血糖维持在正常范围内。自我血糖监测方面，告诉糖尿病患者需要定期、定时检测血糖，以免发生血糖过高或过低的情况，导致身体不适。糖尿病健康教育方面，结合健康材料，介绍糖尿病专科知识，勿听信偏方、秘方，及时来医院复诊。如果该患者需要出院后自己注射胰岛素，护理人员需要指导其正确储藏胰岛素的方法、在注射前需要做的准备事项、注射胰岛素的方法及部位、注射胰岛素后可能出现的副作用及应对办法。未开封的胰岛素可以放在 2～8℃的低温环境中长期保存，打开的胰岛素可以放在室温下保存 4 周，如果胰岛素过期或者瓶内看到结晶，那么就需要弃用。在注射胰岛素之前，需要清洗双手，消毒胰岛素药瓶和准备注射的区域，遵照医嘱抽取合适的剂量。适合注射胰岛素的部位在腹部脐周 5cm 以外、大腿外侧、手臂外侧等，需要避免注射局部存在硬结、皮下脂肪萎缩和瘢痕。使用胰岛素笔注射时，指导患者 90°垂直进针，如果使用注射器注射胰岛素，针头刺入角度需要小于 45°，防止患者将药液注射到肌层。注射的部位需要每次轮流更换，避免在同一部位多次注射，以防出现局部硬结。注射胰岛素后可能会发生过敏反应、低血糖反应，如果出现了皮肤瘙痒或胃肠道症状，需要停用药物，及时去医院就诊，如果出现了低血糖反应，需要立即平卧，服用含糖量高的食物，如巧克力、糖果等。护理人员在和患者讲解健康信息的同时，也要多关注患者的反应，鼓励患者将不明白的地方指出来。和糖尿病患者保持密切联系，按照要求随访，及时发现其健康问题，并给予健康信息，帮助其提高健康技能。

一对多进行健康传播使用面向群体的健康传播材料时的注意事项如下：①护理人员提前做好活动安排计划，健康传播活动开始的时间最好是大多数目标群体能够参加的时间段，选择合适的活动场地，明亮通风，事先调试现场设备，准备的健康传播材料中的字体和图片大小需要合适，确保健康信息的准确性；②在进行健康信息传播活动时，护理人员需要注意仪容仪表和仪态，做好开场白，语调适中，吐字清晰，态度认真，展示专业水平，吸引观众兴趣，获得他们信任。注意不要挡住传播材料，健康知识内容明确，具有实用性、科学性、趣味性，重要部分可以反复强调，充分调动现场人群感官系统。适当停顿，把握现场氛围，密切关注听众反应，搜集大家的反馈；③护理人员要加强现场表达能力和控制力，做好临场应变，以面对突发情况；④健康传播活动的总时间不宜太久，通常每次一个小时左右。

例如，举办一场"从心开始"冠心病健康科普讲座。

（1）事前准备内容：①编写活动计划书，绘制健康传播材料发放单，选择合适的时间和地点，联系社区工作人员，请他们帮忙宣传活动，增加参与活动的目标人群，在活动开始前走访活动场地，试验灯光、电子设备等，排好桌椅；②准备健康传播材料，如幻灯片、视频（动脉粥样硬化）、宣传折页、纪念品毛巾（绣有"少油少盐、拒绝吸烟、从心开始"的文字）；③招募工作人员，并进行必要的内容培训。

（2）活动当天：请目标人群提前到场就座，登记信息、签到。

（3）活动开场：注意调动观众的兴趣，采用活泼有趣的开场白，或者使用临床真实案例，引发目标人群的思考，播放幻灯片时，字体适中，不要遮挡屏幕。

（4）活动内容：①冠心病的定义。冠状动脉粥样硬化性心脏病简称冠心病，是冠状动脉发生粥样硬化病变而引起血管腔狭窄或阻塞，造成心肌缺血、缺氧或坏死而导致的心脏病。②冠心病的病因及危险因素。播放视频（动脉粥样硬化），介绍冠心病的危险因素，如高龄、男性或绝经后的女性、有心脏病家族史、吸烟、高血压、血脂异常、糖尿病、体重过高、缺少体力活动或运动量少、长期压力过大、高油高糖高盐饮食和大量饮酒等。③冠心病的临床表现、相关检查和常用治疗方案。④冠心病的健康管理，包括饮食指导、运动指导、心搏骤停的急救等。在讲授健康知识的同时，注意观察每位听众的反应，可以提问一些开放性的问题，让听众回答，增加与听众的互动，提高其注意力。

（5）活动结束前：对所讲内容进行总结，加强听众记忆，鼓励听众提问。发放宣传折页、纪念品毛巾，提醒参与活动的群众回家注意安全。

使用面向大众的健康传播材料时：①适合使用提示性、告知性、事实陈述性的语言，需要注意避免出现包含地域或文化歧视、空洞乏味、带有辱骂性质的内容。②张贴宣传海报和投放期刊杂志时，需要注意选择目标对象每天都要经过且会停留的地方。③张贴海报的高度不宜过高或过低，以能够平视最佳。④定期更换健康内容，平均每1～3个月更换一次。当出现破损时，及时换上新的海报。播放广播视频、张贴宣传海报、悬挂横幅、印刷带有健康信息的报纸或期刊杂志等一对多进行的健康传播，属于大众传播的范畴，它的覆盖面广，接受人群数量庞大，信息传递效率高，但是这些基本都是单向传播，无法及时且充分获得所有人的反馈。

案例 5-4 分析讨论

1.《公民防疫行为准则》（科普版）属于文字印刷材料类的健康传播材料。

2. 在全民抗疫斗争中，为进一步体现公众"健康第一责任人"理念，每个人真正成为自身健康的主人，全面提升公民健康素养，国家卫健委疾控局在前期相关防护指南和技术方案的基础上进行精心策划，组织相关专家多次研究论证，对防护指南和技术方案进行了科普化编辑，形成了《公民防疫行为准则》（科普版）。共三部分73类，第一部分为公民防疫基本行为准则，包括勤洗手、戴口罩、少聚集、分餐制、社交礼仪以及厕所卫生、通风与消毒、健康生活等八方面；第二部分和第三部分针对重点场所、重点人群主动防疫的关键风险点，对不同场景、不同人群提出健康防护准则。这本书通过图文并茂、贴近生活的形式，让公众看得懂、易接受、记得牢、做得到，将公民防疫行为准则作为一种社会文明风尚和健康生活方式，持久地坚持下去、推广开来。

问题与思考

随着现代人精神压力过大、过多碘的摄入、肥胖以及代谢紊乱等因素，甲状腺疾病的患病率呈逐年上升趋势，请试着策划一场面向群体的甲状腺疾病健康传播活动，并列出要准备的健康传播材料，说明它们的用途和使用时的注意事项，同时阐释健康传播活动中需要格外关注的地方。

（侯 苹）

第四节　有效护患传播的特点

案例 5-5

一产妇剖宫产后6天，管床医生检查未发现异常，表示2天后便可出院。第2天，其丈夫、婆婆与产妇商量后想当天就出院，当时管床医生不在，其丈夫便与护士商量能否先行回家，等后天再回来办理出院手续，护士说不可以，必须把住院费用结清。产妇丈夫说入院时已经押了单位的支票，不会欠费的。护士不让产妇走，便把孩子抱到了另一个房间，产妇想抱回自己的孩子，护士不给，遂与护士争吵起来。

问题：

1. 案例中影响护患传播的因素有哪些？

2. 如何评价该护士的行为？是否有其他解决途径？

长期以来，医患关系的考察重点是医生和患者之间的关系，较少考虑护士与患者之间的关系，护患传播的概念也极少被大众所知晓。广义的护患传播是指护士与患者、家属、陪伴、监护人之间所进行的信息、情感和文化互动，是医疗护理服务质量、护理服务内容及健康促进的重要组成

部分。狭义的护患传播是指护士与患者及其家属之间进行的信息和情感互动。护患传播的质量和效率不仅直接影响护患关系，也决定着医疗服务环境、医疗护理质量、护患双方身心健康及医疗模式的转变，同时也会对医疗卫生行业整体形象和护理人员在患者和公众中的职业魅力产生重要影响，更是促进医院及护理学科和护理事业发展的重要渠道。

一、护患传播与护患关系

护患传播作为特殊的人际互动类型之一，主要表现在：①目的的专一性；②地位的不平衡性；③特殊的亲密性；④选择的不对等性；⑤情感的中立性。作为特殊人际关系的护患交往，护患关系不仅具有明确的目的性，而且表现出高度的专一性，人际沟通成为护患之间交流信息的基本渠道和工具。

护患传播与护患关系之间存在密切的联系，因为护患传播是建立和维护积极护患关系的关键组成部分。有效的护患传播有助于满足患者的需求，提供个性化的医疗护理，并促进患者的康复和提高患者的满意度。护士需要运用良好的沟通技能和情感智慧，以确保护患关系的良好发展。

通过有效的沟通和关怀，护士可以建立积极的护患关系，提供高质量的医疗护理，并提升患者的整体健康体验。护患传播与护患关系之间的具体联系包括以下几点内容。

（一）信任建立

信任是护士和患者之间护患关系的基石。通过有效的护理健康传播，护士可以建立信任，包括提供准确、及时的信息，充分回应患者的问题和需求，以及保持一致性。信任的建立使患者更愿意与护士分享关于其健康问题的个人信息，这对于提供最佳医疗护理至关重要。

（二）倾听和理解

护士需要展现出色的倾听技能，以确保能够全面理解患者的需求和关切。倾听包括专注地聆听患者的言辞，不打断他们，以及提问以澄清信息。通过有效的倾听，护士能够获取关键信息，这有助于制订个性化的护理计划。

（三）情感支持

护士不仅需要提供医疗护理，还需要提供情感支持。患者在面对健康问题时通常会感到情感上的压力和焦虑。护士可以通过理解和同情患者的情感需求，提供情感支持，帮助他们更好地应对挑战和压力。这种情感支持可以包括鼓励、安慰和情感倾听。

（四）患者满意度

患者满意度是评估护患关系质量的关键指标。通过有效的护理健康传播，护士可以增加患者的满意度。当患者感到他们得到了关注、尊重和高质量的护理时，他们更有可能对医疗护理提供积极的评价，并愿意继续与医疗保健提供者合作。

（五）共享决策

共享决策涉及护士与患者一起讨论治疗选项、风险和利益，并共同制订治疗计划。通过护理健康传播，护士可以向患者提供足够的信息，以帮助他们做出明智的决策。这有助于提高患者对治疗计划的满意度，并增加治疗依从性。

（六）文化和个体差异的尊重

护士需要在护理健康传播中展现出对患者文化和个体差异的尊重。这包括了解患者的文化背景、宗教信仰和价值观，以确保护理健康传播是文化敏感的。尊重文化和个体差异有助于建立良好的跨文化护患关系，提供个性化的护理。

（七）患者教育

护士在护理健康传播中扮演了患者教育者的角色。他们需要向患者提供关于疾病、治疗、预防和康复的教育。这有助于患者更好地理解他们的健康问题，如何管理这些问题，以及如何维持健康。患者教育可以提高患者对自己健康状况的掌握，从而改善健康结果。

二、护患传播的类型

护患传播是通过不同方式传递健康信息和知识，以促进患者的健康行为和决策的过程。具体选择取决于患者的需求、医疗环境以及护士的沟通技能。护士可以根据情况选择合适的传播方式，以确保信息的有效传达，患者的需求得到满足，护患关系得以改善。以下是几种常见的护理健康传播类型：

（一）口头传播

口头传播是护士与患者之间直接的交流方式，通常是面对面或通过电话、视频通话等。在这种传播方式中，护士能够与患者建立亲密的联系，解释病情、治疗方案和药物使用等信息。口头传播强调了语言和语音交流的重要性，以便患者能够清晰地理解和提出问题。护士需要具备良好的沟通技能，包括倾听、表达清晰和有同理心，以确保信息的准确传达和患者的理解。

（二）书面传播

这种传播类型涉及书面文档和材料的使用，如健康教育手册、宣传册、信息传单、病历报告等。护士可以向患者提供这些文档，以便患者自己有更多的时间仔细阅读和参考。书面传播有助于患者在医疗访问期间保持信息的连贯性，并提供详细的参考资料，以回答可能出现的问题。

（三）电子传播

这包括使用电子媒体来传达健康信息，如电子邮件、短信、在线健康门户网站、社交媒体平台以及视频通话工具。电子传播提供了便捷的方式，使护士能够与患者保持联系，并及时传递重要信息。它也能够满足数字时代患者的需求，允许他们访问个性化的健康资源和建议。

（四）视觉辅助传播

这种传播类型使用视觉辅助工具，如图表、图像、模型和视频，以帮助患者更好地理解健康信息。例如，护士可以使用图表来展示疾病的发展过程，使用模型来演示手术程序，或播放教育视频以说明药物的正确使用方法。视觉辅助传播能够强化信息，使其更易被患者理解和记住。

（五）患者教育

患者教育是护士向患者提供关于疾病、治疗、预防和康复教育的过程。护士会定期对患者进行教育活动，以帮助他们更好地理解健康问题和管理自己的健康。教育活动形式可以包括讲座、小组讨论、在线课程和书面材料。患者教育有助于提高患者对自己健康的知识水平，从而增强他们的自我护理能力。

（六）沟通技能培训

沟通技能培训旨在提高护士的交流技能，以使他们更有效地与患者互动。这种培训包括倾听技能、情感智慧、沟通技巧和有效的反馈方法。通过提高沟通技能，护士能够更好地理解患者的需求，回应他们的关切，并提供支持，从而建立更强的护患关系。

（七）患者参与和共享决策

这种类型的传播强调患者与护士之间的合作关系，共同制定治疗计划和决策。护士与患者进行开放性对话，鼓励他们参与治疗决策过程，提供信息并共同讨论选项。这有助于患者更好地理解他们的疾病和治疗选择，增加他们对治疗计划的依从性和满意度。共享决策强调了患者的自主权，使其在治疗过程中拥有更大的权利。

三、护患传播的特点

护患传播不仅仅是护士与患者之间单纯的角色定位，还受到很多其他因素的影响。护士需要关注和处理护患交往中的偏见、文化和情感上的障碍，帮助患者获得舒适的护理环境。随着医疗技术的发展，人们生活水平的提高，伴随着医学模式的转变以及一系列新技术新设备在临床上的广泛应用，护患传播出现了新的特点。

护患传播的特点涵盖以下四个层面。第一个层面，传播的发生不以人的意志为转移。很多人认为只要自己不说话，不将自己的想法告诉别人，那么就不可能出现传播的发生，别人就不可能会了解自己。其实这种观念是错误的，在人的感觉能力可及范围内，人与人之间会自然产生相互作用，无论你愿意不愿意，都无法阻止传播的发生，除非让他人感觉不到某人的存在。因此，传播的发生是不以人的意志为转移的。

第二个层面是传播的信息需要内容与关系相统一。任何一种传播的信息，无论是词语或是非词语，在信息的传递中都应保持内容与关系的一致。护患传播中，应该体现彼此关系的平等，护士不能用命令的语态与患者讲话。

第三个层面，传播是循环往复的动态过程。传播从信息发出者开始，双方均为语言传播的主体，护士应该注意调动患者的积极性来完成有效的传播。所以，传播是循环往复的动态过程。

第四个层面，传播是整体信息的交流。传播是传递一个人整体的信息，护士的言谈举止，表情姿势，不仅仅是信息的传递，也表达了护士对患者的态度和责任心。

护患传播是护理事业发展中不可或缺的一环，必须建立起一种健康、真诚的护患关系。在护理过程中，各种护理措施的实施必须依靠护患双方的密切合作才能完成，护患之间的密切合作，建立相互信任、相互尊重的关系能明显提高护患之间的合作程度，有助于有效地实施各项护理措施。因此，护士应当牢记自己的责任，努力做好护患交往的实践，以便更好地护理患者。

小链接	治疗性护患关系理论

治疗性护患关系理论（therapeutic nurse-patient relationship theory）最早于1952年被护理学家佩普劳（Peplau）提出：一种有益的、治愈性的、人之间的过程。随后，众多护理学家分别从实践、研究以及教育等角度出发，将其定义为"一种以护士和患者人际关系建立过程为基础的、有一定界限的、持续性的、照护的互动关系"。因此，伦理学家们建议可借助人际交往的艺术来实现治疗性护患关系的构建。

1988年，梅泽尔（Muetzel）提出"Muetzel模型"，该模型包括合作性关系建立（partnership）、亲密关系培养（intimacy）和互利共赢实现（reciprocity）三个环节。首先，护士通过信任、尊重、理解、知识分享、共同参与和充分授权等方式与患者建立起合作性关系；其次，通过提供支持、运用移情、同理心和倾听等技巧促进护患关系的亲密性；最后，通过护患双方经验价值观的分享、真挚情感的表达以及照护互动的过程实现患者身心康复、护士自我价值实现的互利共赢局面。

四、护患传播的影响因素

影响护患传播的因素是多方面的，也很复杂，主要包括以下几个方面。

（一）护士方面

1. 护士的观念态度及压力 护士工作辛苦烦琐，不仅需要完成各项护理操作，还要完成很多的护理文书工作。随着医院的扩大化，科室有加床的现象，这就更加大了护士的工作负担，同时还需面临学习、生活、职称晋升等多方面的压力。长期处于这种工作压力下护士会出现疲劳和烦躁等情况，甚至出现职业倦怠的心态，导致护士没有足够的精力来完成护理工作。如果护士与患者沟通不当，就会产生护理纠纷。此外护士的假期较少，并且经常加班，使护理工作者的身心更加疲劳，继而对工作质量与护患关系都会造成影响。

2. 护士的服务意识欠缺 随着医学模式转变，护理服务要适应生物-心理-社会医学模式的需要。近年来，许多专家认为，医学应从强调"治愈"转向强调"关怀照顾"。这就更进一步要求护理工作实现由"以医疗为中心"的模式向"以患者为中心"的模式转变，调整护理服务的方式、方法，增强护士的服务意识。据调查当前医疗纠纷的 80% 不是由医疗技术引起的，其中 49.5% 是由服务不到位造成的。由此可见，护士的服务意识对建立良好的护患关系，提高护理质量具有很重要的作用。

3. 护士的理论水平和专业技能欠佳 一些低年资的护士由于临床知识的欠缺和工作经验不够，对患者出现的问题不能做出正确的判断，而延误了诊断和治疗。其次在护理操作过程中，因操作技能不精湛，对操作仪器设备性能不熟练，一方面，会给患者带来不适，容易使患者产生不信任感；另一方面，出现紧急状况时应急能力欠缺，在忙乱中易引起纠纷，导致护患关系紧张。

4. 护士的沟通能力有待提高 沟通方面主要表现为沟通不及时，沟通前准备不充分，沟通时缺乏技巧。患者住院期间，病情出现变化、需进行有创性检查或使用贵重药品前等，护士未能与患者或家属进行有效沟通以取得患者及家属的配合和理解。进行沟通前没有充分了解患者的特点，对与沟通主题相关的内容了解不充分，对可能出现的情况缺乏预见性，沟通时不注意自己的措辞和语调语气，使用患者不易听懂的专业术语，当患者与自己观点不一致时，强求对方接受自己的观点、意见，压抑对方情绪等，均有可能导致护患关系紧张和医患矛盾激发。

5. 护士的素质偏低 护士的素质对护患关系的影响包括三个方面：一是业务素质的影响。随着医学模式的转变，现如今护士要树立以人为本的理念，不断更新观念，学习新理论，掌握新技术，以满足患者合理的护理需求。二是心理素质的影响。在护理工作中，护士直接面对患者，患者多、工作量大、责任重、风险大。同时还受学习、晋升、家庭等多方面的影响，这就要求护士要具备良好的心理素质，若将不良情绪带到工作中，容易影响护理工作和护患关系。三是身体素质的影响。护士要保持良好的心态、平衡的膳食、适当的运动。否则，身体状况差，服务工作难到位，影响护患关系。

护理工作中护士会遇到各行各业的患者，受受教育程度及性格的影响，患者对护士相同的语言和态度会有不同的反应。如果护士素质不高，沟通技巧又欠佳，工作繁忙时对患者解释不当，尤其是比较敏感的患者，会使这类患者接受不了而产生护患纠纷。

（二）患者方面

1. 患者对护理工作要求过高 医学是门实践性学科，仍有许多未知领域，因此疾病的治疗、护理过程始终存在着成功与失败两种可能。患者及家属对医学知识不了解，医治过程中对患者治愈希望期待过高，或要求护士（包括医生）只能成功，如果治疗效果不好，其家属接受不了希望破灭的现实而迁怒于护士，从而造成护患关系紧张，导致纠纷或者矛盾发生。

2. 患者不尊重护士 个别患者甚至把护士提供护理服务看成低人一等，任意指责，认为花钱看病就是"上帝"，而忽视了护理工作的高风险、高技术的行业特点，稍有不如意就不满，甚至有些还无理取闹，影响护理工作的开展。

3. 患者家属心理负担重 家属长期照看患者，加之昂贵的医药费使家属心里烦躁，无处发泄，就会让他们对护理服务产生怀疑而不断地有意挑剔，指责护士服务不周到，态度不友好，语气欠温和等，从而发生矛盾。

（三）医院因素

医院环境涉及院容院貌、病房环境、就医指引、言谈举止及服务态度等，这些都会给患者留下良好的印象，并促进护患关系健康发展。另外，有研究发现，部分医院价值取向存在偏差，片面追求经济效益，无形之中增加了患者对医院的期望值。当疾病治疗效果与患者心理预期存在距离时，患者则认为是医疗护理质量存在问题，从而增加了护患纠纷的发生率。

（四）社会因素

目前社会舆论权力要求扩大患者就医的自主权、选择权，对医疗服务存在过高的期望值。由于"看病难、看病贵"现象的客观存在，一些媒体对医疗事件、医疗纠纷的报道过于片面，或者以点概全，以片概面，甚至断章取义，忽视绝大多数医护人员的艰辛劳动和奉献精神，致使一部分患者扭曲了对护士的看法，护士稍有不慎，患者就横加指责，影响护患关系。

另外，重视护理工作的氛围没有形成。常言道"三分治疗，七分护理"，由于宣传不够，人们对护理工作的重要性没有足够的认识，全社会尊重护士、理解护士的氛围没有形成，加之护理人员少，工作量大，容易引起护患关系紧张。

五、促进护患传播的应对措施

（一）护士对策

1. 护士要转变观念态度　护士要转变服务思想，更新服务观念，强化优质服务意识，无论护理过程的长短，都应以患者的康复为根本，真正做到以人为本。从患者角色出发，真心诚意为患者提供优质护理服务，对患者多些宽容和同情，尊重患者；从患者利益出发，不分年龄、职业、经济地位、容貌，充分尊重患者的人格，对所有患者一视同仁，维护患者利益，尊重患者隐私，一丝不苟地为患者服务。不把个人情绪带到工作中去，真诚服务患者，以赢得患者的认同和好感，这样护患关系才能更加融洽，许多问题就能迎刃而解。

2. 护士需强化服务意识　建立良好的护患关系要树立"以人为本，以患者为中心"的服务理念，实现服务方式的转变。护士应主动与患者进行角色互换，假设自己是患者或家属，以充分理解患者及家属的情感，设身处地为患者着想，了解患者基本需求。

3. 护士需提高理论知识和护理操作技能水平　扎实的基础知识和娴熟的护理技能是建立良好护患关系的基础。作为一名护士在不断提高专业知识的同时，还要在工作中不断学习新知识，全方面地发展自己，培养敏锐的观察力，增强应变能力。遇事沉着稳重，有条不紊，给患者以严谨、安全的印象，使患者及其家属心理上对护士产生安全感，充分相信医院，从而安心接受治疗。

4. 护士应加强护患沟通，掌握良好的护患沟通技巧　护士与患者沟通时，语气要亲切温和，掌握好语音语调，语言要清晰、准确、通俗易懂，不使用方言和过多的专业术语使患者有亲切感，用良好准确的沟通技术消除患者的对立心理。护理时要细心观察患者病情，从患者的言谈、行为和情绪的细微变化中发现其心理活动的改变，主动对患者进行包括心理指导、疾病防治知识、保健知识等一些内容广泛的健康教育。对于患者的倾诉要有耐心，在适当的时候运用身体语言如衣着整洁、操作规范、表情自然并辅以点头、微笑、示范等动作或者非语言交流如沉默、自我暴露、触摸、神经语言程序等，我们要换位思考，体谅患者的痛苦。另外，要保护患者隐私，对患者的隐私不擅自告知其他无关人员，同时也要保守医疗秘密。由于患者间性格、信仰及价值观的差异，护士应以包容的心态，虚心接受各种想法和见解。在沟通过程中要时刻关注患者的情绪和言语用词，避免患者情绪化，积极引导患者向良性方向发展。

（二）患者对策

患者及家属应当了解基本的护理常识，了解自身疾病及状况，对疾病的疗效和预后有清醒的认识，努力改变他们不切实际的期望与要求；主动学习简单的护理操作，让他们真正从内心感受到护理服务事业的辛苦。患者及家属向主治医生了解病情情况，对不同程度的病情都要有不同的心理准备，从而减少患者对医疗护理工作的不满，改善护患关系。

患者及其家属应多关注或了解国家医改政策情况，了解国家为解决患者看病难所制定的众多优惠政策。患者及家属要懂得这些政策的内容，并合理利用国家的这些有利条件，以减少家庭经济及医药费的问题。

（三）医院因素

医院要实施人性化管理措施，构建和谐诊疗和康复环境。加大环境和硬件建设，改善住院条件，努力为患者建立宽松、优美的就医环境。另外，医院要规范收费标准，不能单单追求经济效益，加强医院各项规章管理制度的执行力度，一切从患者需求出发，增加便民措施，并做到发现问题及时解决。

（四）社会对策

重视新闻媒体、社会舆论在当前护患关系中所起的作用。首先，要加强与新闻媒体的沟通联系，让他们了解医疗机构、医护人员在医疗活动中所做的各项努力，让他们能够全面客观地评价医疗活动和医疗机构；其次，要大力宣传和树立护理队伍中的先进典型，使人们对护士具有正确的认识，树立良好的护理形象，建立一个融洽的护患关系氛围，形成良好的舆论导向；最后，当有医疗纠纷发生时，医院要第一时间站出来，勇于面对媒体舆论，实事求是地对医疗纠纷作客观介绍，从而消除不必要的猜测，以免导致事态向不良方面的进一步发展。

案例 5-5 分析讨论

1. 影响护患传播的因素：护士方面，护士的服务意识欠缺、沟通能力有待提高；医院方面，医院欠缺合理的就医流程。

2. 该案例中护士的行为欠妥，此矛盾的决定者是护士，此时护士应满足患者的合理要求，尊重患者的权利，保护患者免于不必要的伤害等。如果患者不是因为欠费的原因，在身体状况许可并强烈要求回家情况下，尊重患者的决定是此时最符合患者利益的行为。客观地说，产妇在没有出院单的情况下出院，确实不利于护士的管理。其他可供选择的方法：让医生与患者和家属协商，签订一份对自己行为负责的文件。

护理工作的对象是痛苦中的患者，因此与其他行业相比，护患之间的沟通显得尤为重要。成功的护患传播关系，不仅能使护士感到工作顺利和心情舒畅，而且能使患者因感到心情舒畅而利于康复，提高对护理服务的满意度。良好的护患沟通对护患双方而言，是互惠互利共同受益的。

（薛慧萍）

第六章 健康传播效果评价

学习要求：

识记：健康传播效果的层次和健康传播效果的主要评价指标。

理解：分析影响健康传播效果的因素，说出健康传播的过程和模式。

运用：针对具体健康传播案例采用恰当的方法或工具评价健康传播的效果。

第一节 健康传播效果的层次和指标

案例 6-1 　　　　　　　　**"盐值"不将就，低钠"减盐"在行动**

2019 年 7 月 18 日，"健康中国行动"正式启动，中国盐业集团有限公司董事长李耀强发出"合理控盐 维护健康"的倡议。他在健康中国发展大会上指出循证医学证据表明低钠盐可以有效降低血压，预防脑卒中、心血管疾病以及过早死亡的发生，并呼吁社会各界共同努力，进一步提高低钠盐普及率，推进落实《"健康中国 2030"规划纲要》减盐目标。

某位高血压参会者在参加大会之后，知晓了低钠盐有助于降血压，但是认为自己目前没有什么明显症状，不需要特意更换低钠盐，普通盐更够味。

问题：

1. 对于这位高血压参会者，健康传播的效果达到了哪一个层次？

2. 对于这样的大会，判断健康传播效果适用哪些指标？

健康传播活动通常都会使受众产生不同程度的变化，这种变化既可能是积极的，也可能是消极的。健康信息的传播者在观察到积极的变化时需要强化此类健康传播活动，而发现消极变化时需要停止并修正此类健康传播活动。良好的健康传播活动通常可以提高受众的健康知识水平，掌握并运用相关的健康技能，改变自身不健康的行为。

健康传播效果是指受众在健康传播活动中接受健康相关信息后，在情感、认知、意识、思想、态度、信念和行为等方面产生的反应。每个人都应该是自己健康的第一责任人，随着公众健康意识的提高，健康传播者既要关注健康传播活动的开展过程，又要对健康传播的效果加以评价，这样才能形成良性循环，不断提高公众的健康素养。

一、健康传播效果的反应层次

健康传播效果根据显现的时间，可以分为即时效果如即刻的感知、情绪的改变，和远期效果如态度、行为的转变；根据传播效果持续时间的长短，可以分为暂时性效果和持久性效果。健康传播中的受众在参与健康传播活动并获取健康信息后，通常会在三个方面产生一系列反应：

1. 认知层面 健康信息首先在受众的感知觉系统和记忆系统产生作用，促使受众对健康信息所传递的内容产生认知。在进行认知的过程中，受众逐步获得健康促进的相关知识，建立起自己的健康知识储备，或改变自己的健康知识结构。

2. 心理情感层面 新的健康认知在周围的环境条件和受众自身心理活动的双重作用下，会促使受众产生新的健康观念或价值体系，并能够同时引起受众情感、态度或信念的一系列改变。

3. 行为层面 受众一旦形成新的健康观、价值体系、态度或者信念，在周围环境条件适当的情况下，就会产生与自己新生价值观相对应的健康行为。

二、健康传播效果的表现层次

健康传播效果的表现形式主要有感知信息、激发兴趣、获取知识、情感反应、认同接纳、态度改变、行为改变、形成健康文化和社会规范、疾病发病率降低、健康水平提高等，主要体现在以下四个层次：

1. 健康信息的知晓层次　知晓健康信息是健康传播效果中的最低层次。健康传播者通过对健康信息的传播，与受众在维护自身及他人健康、控制健康危险因素、防治疾病与伤残和促进康复等方面达到信息的共享。能否让受众知晓健康信息，主要取决于信息传播的强度、对比度、重复度、新鲜度、定位点及创意性等信息本身的结构性因素，通过健康知识知晓率调查可以判断健康传播效果。知晓健康信息，是促使受众有效思考，改变健康意识与态度的重要条件。

2. 健康信念的认同层次　受众在健康传播活动中获取到一定的健康信息后，若觉得所传健康信息符合自身需求，则会理解和认同信息中所倡导的健康信念。这是由认知层面进而形成一个人健康观、价值观的基础。受众只有将健康信息内化为自己的健康观、价值观才能真正地影响其态度和行为。受众若认同所传播的健康信念，则会在自己的日常生活中自觉不自觉地对自我的健康态度、行为表现及周围环境进行分析判断，进而产生态度和行为的改变，以及对健康环境的追求和选择。

3. 健康态度的转变层次　态度是行为改变的先导。通过健康信息的传播，使受众的态度从不利于健康的方面向着有利健康的方向转变，进而促使健康行为的养成。态度是个体对特定对象所持有的稳定的心理倾向。当受众接受的健康信息与自身的主客观因素相契合时，受众会自觉地将健康信息不断内化为自己的健康态度。而健康态度一旦形成，则具有稳定性，成为受众的一种心理定势，不容易轻易改变，而这对于后续形成健康行为具有重要意义。

4. 健康行为的采纳层次　这是健康传播效果的最高级层次，也是健康传播的真正目的。受众在获取到健康信息后，建立起对健康知识的认知，产生健康信念的认同感，转变自身的健康态度，从而自发地改变原先不利于健康的行为和生活方式，采纳并建立起科学有效、利于健康的行为及生活方式。只有达到这一层次，才能真正促进受众的健康状况，实现健康传播的最终目标。

三、健康传播效果的评价指标

判断一项健康传播活动是否达成了预期的传播目标，通常需要采用一些主观或客观的指标来进行评价，评价主要包括以下几方面。

1. 对健康传播项目或活动的参与　一般用暴露率、注意率、理解率表示。

（1）暴露率：接触、参与健康传播活动或健康信息的人占群体总人口的百分比。暴露的标准较为宽泛，只要接触到了健康信息均可视为暴露。例如，通过发放健康知识传单的方式进行健康传播，受众只要接到传单，不管是否阅读上面的内容，均可算作暴露人群。

（2）注意率：留意、关注健康传播活动或健康信息的人占群体总人口的百分比。注意则比暴露的要求更高一层，以发放健康知识传单为例，受者必须阅读了传单上的信息才算达到注意的标准，但有可能阅读完依然不能理解上面的全部或部分内容，也可能理解出现了错误或偏差。

（3）理解率：暴露者中能够正确理解健康信息的人占群体总人口的百分比。理解的要求比注意更进一层，以发放健康知识传单为例，受者不仅阅读了传单上的信息，而且能够正确无误地理解传单上的所有内容。

2. 健康意识　指具有一定的健康相关知识，对自己的健康状况和健康危害因素保持知情，在保护自身健康方面能保持清醒和警觉。评价健康意识通常采用主观的方法，如直接观察法、事例记录法、定期报告法等。

3. 健康知识　指经过整理加工的、系统性和结构化的健康相关信息。如预防糖尿病的相关知识，胰岛素注射的知识。通常可以采用与所传播健康知识相关的测试题或者问卷来评价受众的健康知识掌握情况。

4. 健康态度　指对某一健康观念、物品、人物或某种健康相关情境的心理倾向性。态度一般带有情绪和情感性，是影响个人行为选择的重要影响因素。例如，某糖尿病患者认为自己不过就是血糖高一点，其实并无大碍，日常生活中也不重视，在接受社区医院护士的健康宣教后，自己能认识到糖尿病的危害，从而想要认真对待自己的疾病，防止疾病进展。具备一定倾向性、劝服性、感染性的健康信息传播，通常更容易引起受众的情绪反应或情感共鸣。

受众健康态度可以通过观察、访谈进行评价，也可以用态度转变率作为评价指标之一。态度转变率指通过开展健康传播活动，对有关健康问题的固有态度发生改变者占群体总人口的百分比。

5. 健康信念　指相信某种关于健康的说法或信息真实的内部心理机制，信念带有较强的主观性，且可以改变。常用信服率来衡量该指标。

信服率：认为自己应该接受健康传播中健康信息的人数占群体总人口的百分比。信服不代表受众一定会去行动，但通常是采取健康行为的先导。例如，糖尿病患者在参加健康传播活动后相信饮食调整能控制自己的血糖水平，那么就有较大概率在后续的生活中采用糖尿病饮食。

6. 健康价值观　指一个人赋予健康什么样的价值和重要性的一种心理倾向。例如，一位医学生知道熬夜复习可能会提高考试成绩，而早睡早起有利于自己的健康，也可能会提高第二天的复习效率，那么这位学生选择何种复习策略即体现了其健康价值观。

7. 健康知觉　指对通过感觉器官接收到的健康相关信息进行组织、确认和解释的心理过程。例如，知觉暴饮暴食对身体健康带来的风险，这一过程既可能是从外界获取健康知识后产生的认知，更可能是由于暴饮暴食身体产生不良感受，通过心理活动产生的自主知觉。

8. 健康技能　指正确有效处理日常生活中各种健康需求的技能。例如，正确测量体温、血压的技能，正确的洗手方法，糖尿病患者采取正确的胰岛素注射技术等。通常通过计算掌握某项健康技能者占群体总人口的百分比来判断某群体健康技能掌握率。

9. 健康素养　指个人获取和理解健康信息，并运用这些信息维护和促进自身健康的能力。健康素养包括了三方面内容：健康相关基本知识和理念、健康生活方式与行为、维护健康的基本技能。通常可以使用信度效度良好的健康素养量表对受众进行评分从而判断其健康素养水平，常用的量表有澳大利亚墨尔本大学乔丹（Jordan）教授等编制的健康素养管理量表（health literacy management scale，HeLMS）的汉化版本。

10. 促进健康行为　指增强体质和维持身心健康而进行的各种活动。所有有利于健康的具体行动都可以视为促进健康行为，强调对自身与他人健康的益处以及行为内在与外在表现协调。促进健康行为可分为五类：①基本健康行为，指日常生活中一系列有益于健康的基本行为，如合理营养、平衡膳食、积极锻炼、积极休息与适量睡眠等；②戒除不良嗜好的行为，如戒烟、戒毒、不酗酒与不滥用药品等；③预警行为，如驾车使用安全带，发生溺水、车祸、火灾等意外事故后开展自救和他救的行为；④避开环境危害的行为，如离开污染的环境、采取措施减轻环境污染、积极应对那些引起人们心理应激的紧张生活事件等；⑤合理利用卫生服务的行为，如定期体检、预防接种、患病后及时就诊、遵从医嘱、配合治疗、积极康复等。

常用行为形成率来衡量促进健康行为。行为形成率：建立新的促进健康行为者占群体总人口的百分比，新的健康行为通常指之前不具备，而通过此次健康传播活动之后所形成的健康行为。例如糖尿病患者之前对饮食不加控制，而健康传播活动之后能够持续遵循糖尿病健康饮食。

11. 健康文化　指关于健康的社会规范、价值观、行为习惯、生活方式、宗教信仰等的综合。健康传播活动后，健康行为会被部分人采纳。随着出现行为改变的人越来越多，从事某种行为将逐渐成为一种社会规范，而不遵循该社会规范的人会受到较大的社会压力，迫使其做出一定的改变。例如，经过长期持续的控烟政策的施行，戒烟者越来越多，并在人群中达到一定的比例后，不吸烟将逐渐成为被大家普遍遵守和广泛认同的社会规范。在餐厅、车站等公共场所吸烟等行为将被认为是不符合社会规范的行为，不吸烟的社会规范经过长期的沉淀，将逐渐固化成为人们的价值观，并最终形成无烟文化。

12. 发病率 指在一定时期内，一定人群中某病新发病例数占该人群总人数的百分比，是反映疾病对人群健康影响和描述疾病分布状态的一项测量指标。该指标强调新发病人数，若健康传播效果良好可对某些疾病在一定时间内发病率的下降有较为积极的意义。

13. 患病率 指在特定时间范围内或某时点上，患有某种疾病的人数占人群总人数的百分比。该指标更强调某疾病在特定人群中的存量，因此即使健康传播效果良好，在较短时间内也不一定会导致某些疾病的患病率出现明显的下降，但是在较长时间维度下可降低患病率。

14. 死亡率 指在一定时间范围内，某群体死亡人数占群体总人数的比率，一般用千分数或十万分数表示。死亡率可以从侧面反映某群体的整体健康水平。

案例 6-1 分析讨论

1. 中国盐业集团有限公司董事长在健康中国发展大会上的发言显然属于一项健康传播活动，而所有听众都属于受众，这位高血压参会者是受众之一。大会之后，这位高血压参会者知晓了低钠盐对高血压的好处，但是由于自身症状不明显而无意改变饮食习惯，可见他并没有真正认识到低钠盐的益处。因此对其健康传播的效果仅处于"健康信息的知晓层次"。但这并不代表这次健康传播活动对这位参会者毫无意义，他可能在未来由于自身高血压症状的显现而想起本次大会所获取的知识，从而真正理解低钠盐的作用，改变自身态度，并进而在日常生活中使用低钠盐。

2. 由于这是一次全国性会议，是坚持贯彻落实"健康中国 2030"规划纲要的重要体现，所以希望健康传播的影响深远，远期产生一定效果。判断此大会健康传播效果适用的指标，一般而言可以使用暴露率、注意率、参与率等评价健康传播项目或活动的参与情况；也可以通过长期观察，随访调查受众的健康意识、健康知识、健康信念、健康价值观等进行评价。

（丁亚萍 陈 申）

第二节 健康传播活动效果的影响因素

案例 6-2 **2023 年《人民日报》传递警惕胃病向胃癌转变的 5 个信号**

《人民日报》消息：2023 年 4 月 9 日，是第 18 个国际护胃日，随着生活节奏加快、饮食不规律等问题凸显，很多人都有过胃部不适的症状。据统计，我国胃病发生率高达 85%。专家指出，胃癌总体呈下降趋势，但胃病、胃癌等消化道疾病的年轻化趋势越来越明显，我国23～34 岁慢性胃炎患者的比例逐年上升。

警惕胃病向胃癌转变的 5 大信号，包括疼痛性质改变、上腹出现肿块、烧心泛酸、体重骤减、大便发黑。为啥年轻人会被胃癌盯上？这与不良生活习惯和饮食习惯密切相关，如熬夜加班、三餐不规律、吃完就睡、暴饮暴食、迷恋重口味等，长期不吃早餐更是伤胃的不良行为之一。同时要避开 5 个关于胃的误区：多喝粥才能养胃、趁热吃有利于保护肠胃、吃饭时喝水不容易消化、胃会越撑越大而越饿越小、有胃病吃药就行。

问题：

1. 结合此案例，谈谈影响健康传播活动效果的因素有哪些？

2. 怎样加强此案例中的健康传播活动效果？

健康传播活动是为了促进人们恢复或保持健康、预防疾病，并提高生活质量。健康传播的效果受多种因素的影响，因此，在实施健康传播活动时，需要充分考虑影响健康传播活动的因素，保障健康传播的效果。

一、健康传播受众的特征

健康传播受众的特征影响着健康传播活动效果。对于不同的健康传播对象，即使是同一个健康传播者，同样的健康传播信息内容，运用同一种传播途径，产生的传播效果都可能不同。健康传播对象的年龄、性别、受教育程度、文化背景、健康认知、健康需求、身体状况等特征，会影响传播对象对健康信息的兴趣、情感和态度等，从而影响健康传播的效果。

1. 人口学因素　人口学因素是影响受众接收健康信息的基本因素，包括年龄、性别、学历、职业、收入等。不同年龄段的人群对健康信息的关注程度不同：儿童关注健康信息的趣味性；青少年对生长发育中的生理特征和日常需求更为关注；中老年人身体机能下降，对保健信息或某一疾病领域的预防和治疗更为关注。性别不同对健康信息的关注程度也不同，一般情况下，女性比男性更愿意接受健康信息，对健康信息的关注范围和内容也更加广泛和全面。受教育程度不同的受众对健康信息的接受、理解以及处理能力都存在差异，在互联网时代下，对健康信息的搜寻行为和信息检索能力也存在差异，受教育程度高者，更容易针对性检索到匹配的健康信息。因此相同的健康信息对于受教育程度不同的接收者，会出现明显的传播效果差异。高学历、收入较稳定人群，会更倾向于关注各种健康信息。

2. 社会文化背景　社会文化环境是健康传播活动的背景环境。不同地区的个体或群体，有着不同的风俗习惯、宗教信仰、文化传统等。例如，经济发达、互联网发展迅速地区的人们，大部分愿意也有能力接受健康信息传播，反之，经济相对落后，互联网发展滞后的地区，人们接受健康信息的意愿和能力都会弱于前者。另外，受众的风俗习惯、宗教信仰不同也会影响健康传播的效果。

3. 健康与疾病的认知　健康传播受众对健康与疾病的认知会影响健康传播效果。当健康信息主张的观点、立场与健康传播对象已有的健康与疾病认知倾向相同时，健康传播对象通常会对健康信息持正面看法，健康信息会成功地使健康传播对象的认知朝向期望的方向改变。反之，如果健康传播对象对健康信息倾向于负面看法时，该信息则可能较难改变健康传播对象的认知。

4. 健康需求　不同健康状况的个体，对健康信息的需求不同。对健康信息的需求越强烈，关注度越高，健康传播的效果会越好。身体健康并有保健需求的个体，会关注自我健康保护、"预防为主"的健康信息；若身体状况亚健康或者出现了疾病，个体会特别关注与自身疾病相关的健康信息，如癌症患者会对癌症相关的预防和治疗信息有着较为强烈的信息需求，从而对癌症相关健康信息进行主动关注和思考。

5. 群体关系　健康传播受众所在的群体如家庭、同事、亲友等及其关系会对健康传播的效果产生较大的影响。通常，健康传播受众若感知到周围的其他人均相信某种健康信息，那么信息的说服力会增强，受众也会倾向于相信此信息。反之，受众感知到周围的其他人对某信息持怀疑或否定态度，那么信息说服力会减弱，受众会倾向于不相信此信息。因此，人们更容易被自己周围熟悉的个体或群体的观点所影响。

随着互联网的不断发展，信息传递便捷，群主、博主等意见领袖在健康传播方面有着重要的作用。意见领袖通过微博、论坛、微信等在互联网平台发布健康议题，以最快的速度最大的范围传播健康信息，在健康传播活动中具有明显的优势。此外，疾病人群有着比健康人群更为密切的健康信息传播群体关系，他们的群体特征明显，疾病认同感相似，对于疾病所带来的身心痛苦更易共情，产生共鸣。因此，在健康教育中，同伴教育的方式常常受到关注，受众更倾向于相信同种疾病的群体成员观点并接受某些健康信息。

二、健康传播信息的特征

健康信息的内容是决定传播效果的关键所在。健康信息的内容应该准确、科学、通俗易懂，需要充分评估不同受众群体的知识背景、生活习惯、健康水平等，并设计健康信息内容的表现形式。传播者制作的内容是否为受众所关心、感兴趣的内容，是否重要、可靠、可信等是受众价值判断的核心。除去内容自身的要求外，健康信息的呈现方式同样也对传播效果有重要影响。

1. 符号使用　语言符号和非语言符号构成健康内容。其中语言符号包括声音语言（有声符号）、文字语言（写作符号）两部分。非语言符号是指在声音和文字以外的各类表征符号，如色彩、图像、姿态、距离、表情、气味等。健康传播使用语言符号，呈现的内容清晰明了，而使用非语言符号，不如声音和文字信息便于控制，因而容易造成某些信息的丢失，让受众对健康传播内容产生歧义。不过，非语言符号更有助于受众的直观感受，是对语言符号的补充，更能吸引受众的注意力，比如在戒烟教育中，通常辅以吸烟有害的图片、禁止吸烟的醒目标志等。因此，在设计健康传播信息时，根据健康传播目的和所使用的传播媒介，语言符号和非语言符号应相互补充，有利于受众准确理解健康信息，避免误读。

2. 信息组成　健康信息根据传播目的和健康传播受众的特点，针对性地进行信息组合，要能最大程度地感染受众，促使受众做出积极的行为改变。健康信息包括核心信息和配套信息。

（1）核心信息：指健康传播内容中最基本的、最重要的信息。通过对健康传播内容中核心信息的提炼，准确地将健康传播的最基本最重要的内容和价值呈现给受众。

（2）配套信息：指健康传播受众对所传播的健康问题进一步关注的信息内容，是健康传播受众在了解健康传播的核心内容之后，为采取积极有效的行动而需要掌握的进一步信息。配套信息常包括行动改善的实施方法，相对于核心信息更为具体。

（3）信息内容组合：健康传播受众通过核心信息了解健康传播的目的，明确传播的关键内容"是什么"，另一方面通过配套信息了解"具体怎样做，才能够达到这个健康传播的目的"。在设计健康传播信息的内容时，要重视核心信息的设计，核心信息的内容若呈现不准确，会让健康传播受众产生迷惑和误解，继而不能准确地进行传播，影响传播活动的效果。同样，配套信息的设计也很重要，在健康传播过程中，如果受众得到的仅仅是核心信息内容的宣传，而对传播内容中相关概念的原理解读、改善行动等进一步的问题没有具体说明时，也会减弱受众在行动上的参与积极性，从而对传播活动的效果产生影响。

核心信息和配套信息的有效组合非常重要，可以被认为是一种"知"的信息和"行"的信息的组合。在健康传播前进行有效的信息设计，兼顾核心信息和配套信息，保证受众在接收到健康传播的信息时，既能够明白"是什么"，又能够理解"为什么"和"怎么做"。例如，针对中老年人群发布防治腹股沟疝的健康传播活动，核心信息可以设计为：为了中老年人群的健康，请关注腹股沟疝的发生。配套信息可设计为：腹股沟疝的概念、发生的危害、发生前正确的观察和预防方法、发生后有效的治疗措施建议等。按照核心信息，受众可以了解到健康传播的目的是促进中老年人群的健康，防治腹股沟疝；关注此健康传播的受众，也可以通过配套信息，知晓具体的概念、如何防治等具体的方法，从而提高健康信息的传播效果。

进行健康信息的内容组合时需要注意：

1）核心信息与配套信息相互配合，准确呈现，使目标受众全面地理解健康传播活动的目的和内容，并积极参与健康传播活动。

2）健康传播的内容要专注于核心信息的设计。针对不同传播目标和对象，核心信息要具有吸引力和说服力，尽可能地使传播对象感兴趣。

3）相同地区健康传播活动传达的核心信息要一致。健康传播活动会反复开展或在不同的区域开展，为了达到健康传播效果，传达的核心信息必须一致，避免发生信息内容的误解和扭曲。

4）在保证核心信息一致的前提下，配套信息可以根据传播活动当时不同的地区、时间、人群等，做出相应的调整，满足不同场次健康传播活动的差异性和灵活性。

（4）核心信息的差异化内容：在社会生活中，为达到某一高层次的目标，常常将大目标分解成若干个小目标。在共同大目标的前提下，针对不同的受众，呈现具有吸引力和说服力的核心信息，使受众对传播的内容感兴趣。根据大目标分人群设计不同的核心信息以及配套信息，借助不同人群的传播力量，逐步扩展到社会多个层面，认同所传播的观点，做出行为改变，最终达到传播目标的实现。例如，对防范季节性疾病进行健康传播，需要设置不同的核心信息。如以公众为健康传播对象，针对不同的教育对象，在不同的季节展示不同的疾病防治内容，冬、春季预防呼吸道传染病，夏季预防消化道传染病、食物中毒等，以通俗易懂的知识为主；若以医院工作人员为健康传播对象，不同科室的医护人员，需根据季节制定专业性的医疗护理措施。

3. 表达形式　在健康传播活动中，为了让目标受众理解健康传播的内容，所使用的传播信息要简洁明了，通俗易懂，易被接受。医疗卫生健康知识大多专业性强，专业术语多，非专业人士理解受限。在进行健康传播时需要把枯燥难懂的医学知识进行通俗化表达，让大众能够广泛接受。同时需要注意，在信息内容简化的同时，不能脱离或曲解传播内容的基本概念。健康传播活动中常用以下几种表达形式呈现信息内容。

（1）诉诸恐惧：在健康信息传播中，诉诸恐惧是比较常见的一种健康信息传播形式。指通过令人有恐惧联想的信息，如死亡、疾病等，刺激人们对恐惧的直觉反应，唤起人们的危机意识和紧张心理，使健康传播对象产生恐惧感，进而接受某种观念，采取某些可以抵抗这种恐惧的措施，以达到良好的健康传播效果。恐惧诉求对健康传播效果通常有积极作用，随着恐惧程度上升，信息传播效果会有明显加强。但是，当恐惧诉求强度过大时，会引起某种形式的干扰因素，如逃避、厌烦等抵触情绪，以致传播效果降低。恐惧程度与传播效果之间呈倒"U"形曲线关系，即较高或较低强度的恐惧诉求会产生轻微的态度改变，而中等强度的恐惧诉求才能达到最大程度的态度改变。

在设计诉诸恐惧的信息时，要注意设计的内容是为了唤起关注，促使传播对象的观念和行为改变，要有关爱之心，设计的恐惧信息强度要合适。过度恐惧容易引发健康传播对象的防御心理，做出回避反应，但恐惧太弱可能无法引起健康传播对象的重视。另外，设计的诉诸恐惧信息中，需要为健康传播受众提供能够避免健康风险且行之有效的行动方案。

（2）诉诸幽默：指通过幽默轻松表达，吸引健康传播受众的关注，帮助其产生一种积极的情绪，实现特定健康行为的改变，是健康传播常用的一种表达形式。幽默的内容容易产生较好的心境，从而加深对健康信息的理解。对于幽默与传播效果之间的关系，颇具代表性的有心境一致性假说和分心假说。心境一致性假说认为，在信息传播过程中，健康传播受众会将与自己当时心境一致的信息优先处理。当心境积极时，受众会自主获得相关健康信息内容；若心境不佳，则获取的信息多是消极的负性的。分心假说认为，当传播对象遇到与自己既往已有的观点存在差异的健康信息时，内心会产生一些对抗性思维。若想克服受众的对抗性思维，可采取分心策略，比如使用幽默的表达方式，针对其对抗性思维进行干扰，提高健康传播受众对健康信息的接受度。

幽默诉求信息与传统的信息相比，拒绝沉闷与呆板，在痛苦的疾病问题面前，适当的幽默和乐观更容易鼓励人们接受健康知识，改变健康行为。在健康信息传播中，幽默诉求也存在明显的缺陷，主要是人们对幽默的关注可能会超越对健康信息本身的关注。因此，在健康传播活动中，需要注意的是，幽默是手段不是目的，用幽默的形式来包装严肃的信息内容。使用诉诸幽默在带给人们希望和欢笑的同时，要注意张弛有度，切忌将伤残、灾难等主题拿来幽默，引起受众的反感，也不能因幽默而掩盖了传播信息本身的主旨和内容。使用诉诸幽默同时还要考虑不同受众的文化习惯和接受能力。

（3）诉诸真情：指通过真情打动人心，唤起健康传播受众对周围人和事的美好情感，从而改变某些观念并付之于行动。健康传播通过诉诸真情的表达形式，利用受众的亲朋力量，强化受众在行为决策过程中的影响力，使受众接受传播信息中的观念，主动改变自身行为。诉诸真情比较容易引起受众的情感共鸣，让受众愿意在亲情的影响下付诸行动，从而提高传播效果。在设计真情信息时，要注意选择正确的关系对象，比如夫妻关系、亲子关系等，同时要针对受众的利益点和关注点进行设计。关系对象、利益点的选择以及情感信息的真实度，会直接影响传播效果。

（4）"一面提示"与"两面提示"："一面提示"指在健康信息中只对健康传播受众呈现好的方面，而不展现可能产生的负面后果。"两面提示"即在健康信息的内容中不仅说明信息的好处，也将其可能产生的负面后果展现给健康传播受众。"一面提示"能够对健康信息集中说明，简洁易懂，此种表达形式可强化对该健康信息持赞成态度人群的观点。"两面提示"说服力更强，可以帮助人们做出适合自己的选择。另外，由于"两面提示"阐述了两方面观点，理解难度增加，对于理解能力较弱的群体来说会影响其健康传播活动的效果。

（5）本土化表达：由于不同地区的人们长期受到某地区语言、习俗等方面潜移默化的影响，在开展健康传播活动时，其传播内容、表现形式以及传播渠道等，要针对不同地区的文化背景，符合当地的文化特色，让健康传播内容与当地的文化相融合，达到良好的健康传播活动效果。

4. 信息传播　健康信息需遵循信息传播的原则，选取合适的传播方式或途径，在恰当的传播时机进行传播，以获得最佳传播效果。

（1）传播原则：①不伤害原则。健康传播以促进大众健康为主要目的，不伤害是健康传播活动的最低要求，也应是健康传播的伦理起点和首要原则。健康传播不可泄露他人隐私、牺牲他人权益或扭曲事实，应考虑到传播后可能造成的不良影响，保证不伤害健康传播受众和其他人。②科学严谨原则。健康传播的内容要保证严谨性和科学性。要选择有代表性的健康事件，力求健康观点真实准确，保证健康传播活动的效果。③适用性原则。要根据不同的健康传播目的、不同的传播受众，选择合适的传播内容和传播形式等，如针对儿童和青少年的健康传播活动，可以选择游戏和互动的形式，更容易达到预期的健康传播目标。④可及性原则。信息传播应遵循目标受众易于理解接受并能达到目标的原则，可以通过不同的传播渠道反复多次传播扩散，并在一定的时间内保持健康传播活动的效果。

（2）传播途径：是健康传播活动的重要组成部分，不同的传播途径传播效果不同。健康传播通常通过四个不同的层次将健康相关的内容扩散出去，包括自我个体传播、人际传播、组织传播和大众传播。针对不同的传播对象，不同的传播目的，选择不同的传播途径会对受众的接受和理解程度有着不同的影响。如互联网传播健康信息可能会更容易被年轻人所接受，而在传统媒体比如报纸、广播、电视上传播则可能更容易被老年人所接受。

随着传播方式和传播技术的不断更新，互联网逐渐成为人们高效、经济、快速的信息访问方式，互联网健康传播也成为健康传播的优选模式。互联网健康传播具有音像结合的优点，既可以点对点传播，又可以点对面进行传播，表达形式多样，相对于报纸、广播、电视传播而言，避免了内容转瞬即逝的缺陷，可以反复读取查看，有的健康传播信息还可以在网站和社交媒体中进行留言互动，便于有需要的受众深入学习、理解和交流。为达到理想的传播效果，还可以通过多渠道进行健康信息传播，如进行互联网、电视健康传播的同时，可以广播宣传，再发放配套的报纸、宣传页等，尽可能广泛地将健康信息传递到不同层次的人群，从而提高传播活动的效果。另外，健康传播的规模越大且持续传播的时间越长，健康传播活动的效果也就越好。健康信息要让大众容易获取，信息获取的便利程度也会影响健康传播的效果。因此选择合适的传播途径，容易获取并能广泛持续传播，可以大幅度提升健康传播的效果。

（3）传播时机：根据传播目的和传播受众，健康信息要与时俱进地设计与更新，在特定时期及时呈现大众需求的信息，传播效果会事半功倍。例如，季节性流行性感冒期间如何预防和治疗等，这些与大众健康息息相关的信息，及时设置并且及时发布，受众广，传播效果好。

小链接	中国医师协会健康传播工作委员会

中国医师协会健康传播工作委员会由国家卫生健康委员会宣传司指导，是中国医师协会的二级委员会，秉承"有爱有家有力量"的精神，发挥强大的联动作用，建有多家新媒体实训基地，和多个倡导公益的新媒体平台签署战略合作，通过打击涉医谣言，普及医学知识，树立行业形象，架设医患桥梁，营造积极向上的网络环境，助力"健康中国"战略实施。

三、健康传播者的类型

在我国，政府部门、医疗卫生机构和大众媒体是健康信息主要的制作者、发布者和传播者。健康传播者的信誉、权威性、知识水平、语言表达能力等因素会影响健康信息的接受和理解程度，从而影响健康信息的传播效果。信誉和权威性高的传播者更容易被受众信任和接受，而且有较高知识水平和良好语言表达能力的传播者则更容易将健康信息传递给受众。

1. 政府部门　是健康传播的管理者和实施者，可以统筹规划传播的目标、过程，评价传播的效果等。为提高全民健康水平，普及健康知识，维护社会公众的健康权益，政府部门作为健康信息的传播者，其健康传播行为是管理行为的自然延伸。政府部门拥有丰富的健康信息资源，是健康传播的主要力量，对信息传播具有管理权和控制权；政策法规的制定、健康传播的财政投入、组织协调、动员实施等，都离不开政府部门的参与。因此，政府的重视是进行健康传播的重要保障，良好的政府信誉，保证健康信息的透明度和时效性，可让受众充分信任，也能够保证健康传播活动的效果。

2. 医疗卫生机构　在健康传播中发挥着无可替代的作用，健康信息与每个公民的生命密切关联，人们对于健康信息的科学性和可信度具有很高的要求。医务工作者是专门从事健康事业的群体，入行门槛高，专业性强，对各类疾病和健康问题有丰富且科学的认识，他们在向公众解释健康问题、普及医学常识时具有高度的权威性、规范性，更容易让大众信任。

3. 大众媒体　具有健康环境监控、健康信息扩散等社会职能。大众媒体的健康传播信息没有政府部门和医疗卫生机构的健康传播信息专业、科学和规范。但政府部门与医疗卫生机构的传播形式相对更正式，传播范围不够广泛，传播时效不够高，同时缺乏专业的传播型人才。大众媒体注重健康信息的新闻性，形式活跃，生动通俗，传播时效高，重视渲染以吸引公众眼球，社会影响范围广，容易引起即时的传播效果。在实际运用中，为提高健康传播效果，大众媒体在宣传健康知识时，与专业的医疗卫生机构合作获取有价值的健康信息，依托自身的传播力和影响力，可以迅速传播健康相关信息。

4. 其他机构

（1）健康教育机构：一般以科普、健康教育为传播目的，将深奥难懂、专业性强的医学知识，用通俗易懂的和方便记忆的方式传播给公众，从而促进社会健康卫生素养的普遍提高。健康教育机构包括健康教育中心、健康教育所等，也包括出版媒体，将健康信息通过推广宣传、发行报纸杂志等达到健康传播的目的。

（2）与卫生、健康等有关的一些机构组织（以非政府组织为主）：如中国红十字会、中国残疾人联合会、中国南丁格尔志愿护理服务总队等。这些机构组织进行健康传播活动，如公益广告和新闻，借助大众媒体向受众传递健康观念，改善健康行为，以期望达到良好的传播效果。

小链接　**中国南丁格尔志愿护理服务总队**

中国南丁格尔志愿护理服务总队由中国红十字会批准并命名，于2007年7月在北京成立，是一支由南丁格尔奖章获得者、护理专业人员、护理院校学生、社会各界爱心人士组成的志愿服务组织，是全国唯一一支护理专业的志愿组织。

总队宗旨是遵循红十字运动的基本原则，发扬红十字精神和南丁格尔精神，积极开展志愿护理服务。目前，服务已遍及全国。志愿者们坚持不懈、科学有序地开展志愿服务，尤其常年走入偏远山区和少数民族地区服务，给予弱势群体、特殊病种患者帮助和救治，体现出护理专业价值和人文情怀，真正做到了为社会减压，为健康中国助力。

传播者在健康传播时，须避免形式雷同、简单重复的内容，对于同一个健康传播内容，可以设计生动形象、层层递进、环环相扣的系列健康传播活动，让受众感兴趣，并能深入全面地了解。不同的健康传播者，在信誉、权威性、知识水平以及语言表达能力等方面存在差异，传播效果也会产生差异。但是，随着时间的推移，健康信息本身的说服力会凸显出来，所以在关注传播者可信度的同时，一定要重视健康传播的信息特征。

总而言之，健康传播活动的效果受多种因素的影响，需要综合考虑健康传播者、传播信息、传播途径以及传播受众等来制定具体健康传播策略，以提高传播活动效果。

案例 6-2 分析讨论

1. 健康传播活动的效果受到多种因素的影响。结合此案例，影响因素主要包括：①健康传播受众的特征。从"为啥年轻人会被胃癌盯上"可以看出，此条信息的受众主要为年轻人群，这些人群大多都受过比较好的教育，对此健康信息的认知大多持正面看法，但工作生活压力比较大，健康需求比较强烈，人际的传播关系也相对比较活跃。②健康传播信息的特征。"警惕胃病向胃癌转变的 5 大信号"语言符号表达准确；传播的信息包括核心信息，清晰易懂。在冷热交替时节，胃肠疾病高发的时间段发送，更容易受到大家的关注。③健康传播者的特征。《人民日报》是中国第一大报刊，具有极高的权威性，其发布的健康信息传播范围广，可信度高。

2. 通过多种形式如图文并茂、音视频访谈、正确的生活方式、患者现身说法等，以及反复发送的传播方式会增加传播效果。

（丁亚萍　张莉萍）

第三节　评价健康传播活动的标准

案例 6-3　　　　精准测量，有效控制，健康长寿

每年 5 月 17 日是"世界高血压日"，旨在加强全民高血压防控教育与宣传，提倡科学、合理的生活方式，预防高血压的发生，增强全民自我管理、预防为先、降压达标意识，提高人们健康水平。2023 年 5 月 17 日是第 19 个"世界高血压日"，宣传主题是"精准测量，有效控制，健康长寿"，目的在于进一步提高公众对防治高血压的重视，坚持定期测量血压，保持健康的生活方式，科学有效控制高血压。

某社区准备以此为契机开展"世界高血压日"主题宣传活动，帮助社区居民预防高血压。在该社区主题宣传活动的预试验中，通过部分社区居民在培训过程中的专题小组讨论和培训结束后的问卷调查，形成了对主题宣传活动的意见和建议。社区根据建议，对方案中的动员措施、健康传播活动资料制作、经费预算等进行了完善。

问题：

1. 该社区对"世界高血压日"主题宣传活动采用了什么评价方法？

2. 对于此类健康传播活动，应如何评价其传播效果？

评价健康传播活动有助于总结健康传播活动的经验和效果，为制订进一步的健康传播计划提供启示和借鉴。通过对不同健康传播策略和方法的评价，健康传播者能在实践反思中，更明智地选择健康传播的方法和评价工具。

一、健康传播活动评价的意义

评价通常是将客观实际与预期目标进行比较，根据评价标准进行量化或非量化的测量与分析，进而确定是否达到预期效果的过程。评价可帮助活动制定者确定健康传播活动的先进性与合理性，监测健康传播活动的实施，明确活动是否按照预定计划执行，明确活动信息是否被受众接受，是否对受众及其健康产生了预期影响，从而保证健康传播活动的质量，促进预期目标的实现。

评价健康传播活动需要体现客观性、科学性和全程性。只有对健康传播活动的计划、实施和效果进行客观、科学和全程的评价，及时发现健康传播活动中的问题并予以纠正，才能保证传播活动不偏离预期目标。评价健康传播活动应该包括明确的可测量的评价内容、评价方法、评价时间和评价人员。其中，受众的健康行为评价通常被认为是健康传播活动效果的最终评价，常通过健康行为的指标进行测量。

二、健康传播活动评价的类型与方法

健康传播活动不同于临床试验，常常是社会性、群体性的，具有多元性、多层次性和经济效益延迟性的特点，因此健康传播活动的评价方法是多层次的，既有短期效果评价，又有长期效果评价；既有活动实施前的形成评价，也有实施后的效果评价；既有定量评价，也有定性评价；既有健康结局评价，也有社会经济学评价。健康传播活动的评价通常根据活动的目标和内容进行科学的设计，一般包括形成性评价、效应性评价、结局性评价等。

（一）形成性评价

形成性评价（formative evaluation）是在活动实施前或实施过程中对活动方案进行的评价。形成性评价是对健康传播活动可行性、必要性等进行的评价过程，包括对活动设计阶段预期目标的确定、目标人群的选择、干预措施的制定和实施等的评价。形成性评价有助于进一步完善活动，使所选择的干预策略、方法和措施等更完善、更合理、更科学。高质量的形成性评价可提高健康传播活动方案的可行性，降低活动失败的风险，提高活动的效果。

1. 评价内容　包括评价健康传播活动的方案以及活动方案执行情况。

（1）评价健康传播活动方案：预期目标是否合理；活动是否具有可行性；活动目标对象是否明确；活动内容与干预措施是否恰当；测量指标是否合适，所需资源的种类与数量是否充足，资料收集方法是否可行，经费预算是否符合规定，活动涉及的人力、组织、资源分配是否合理等。

（2）评价活动方案执行情况：活动方案各个环节的具体目标是否实现；受众对健康活动的反响和反馈，接受干预措施、按计划完成任务的参与情况；健康传播活动组织者的态度与责任心，上下协调、内外联络，活动执行档案、资料的完整性、准确性等；健康传播者对专业知识和传播内容的熟悉程度、表现形式等；健康传播活动消耗的资源与预算使用，活动取得的成效及存在的问题等。

2. 评价指标　根据评价内容选择相应的评价指标，包括活动方案的科学性、政策的支持性、技术的可行性，受众对健康传播活动的接受度、满意度、健康知识掌握率等，健康技能正确率、活动任务执行率、覆盖率、暴露率，资源利用率、资金使用率、进度指标等。

3. 评价方法　根据评价的内容和指标选择合适的评价方法，包括专家咨询法、查阅资料法、问卷调查法、深入访谈法、现场观察法、专题小组讨论法、预试验法、计算机模拟法等。

（二）效应性评价

效应性评价（impact evaluation）又称影响评价或近中期效果评价，是对健康传播活动实施后导致的受众健康相关行为及其影响因素变化的评价。

1. 评价内容　包括健康相关行为及其影响因素，即倾向因素、促成因素、强化因素。

（1）健康相关行为：按行为对受众自身和他人健康状况的影响，可分为促进健康行为和危害健康行为两大类。促进健康行为又可分为基本健康行为、戒除不良嗜好的行为、预警行为、避开环境危害的行为、合理利用卫生服务的行为五种；危害健康行为指的是偏离个人、他人乃至社会的健康期望，客观上不利于健康的一组行为，有危害性、稳定性、习得性的特点，可分为不良生活方式与习惯、致病行为模式、不良疾病行为、违反社会法律和道德的行为等四种。

（2）倾向因素：指产生某种行为的动机、愿望，或是诱发某行为的因素。包括：疾病相关知识、对疾病或健康相关行为的态度、健康价值观、对自身易感性及疾病潜在威胁的信念等。

（3）促成因素：指促使某种行为动机或愿望得以实现的因素，即实现某行为所必需的技术或资源。包括医疗保健服务及设施、法律法规及相关政策、环境因素等。

（4）强化因素：指激励行为维持、发展或减弱的因素。包括社会支持、同伴的影响、他人的赞扬或批评，也包括人们对健康相关行为与疾病的看法、感受等。

2. 评价指标 评价健康传播活动实施中和实施后产生的健康相关行为及影响因素的情况，包括健康相关知识合格率、健康相关知识知晓率、健康信念持有率、健康素养水平、行为形成率、行为改变率、危害健康行为类别及频次、医疗保健服务、医疗环境等。

3. 评价方法 根据评价的内容和指标选择合适的评价方法，包括问卷调查法、现场观察法、专题小组讨论法、质性研究和实验研究方法等。可以通过对传播活动实施前后的变化进行比较，采用统计学检验确定健康传播活动的实施效果。

（三）结局性评价

结局性评价（outcome evaluation）是对健康传播活动实施后受众的健康状况和生活质量的变化进行的评价。健康状况改善和生活质量提高是健康传播活动综合作用的结果，需要的时间比较长，因此结局性评价又称远期效果评价，属于终结性评价（summative evaluation）。

1. 评价内容

（1）健康状况：采用身高、体重、生命体征、血常规、情绪等生理和心理指标反映个体健康状况，采用出生率、发病率、患病率、死亡率、预期期望寿命等指标来反映群体健康状况。

（2）生活质量：采用生活质量指数、生活满意度指数、人类发展指数、健康政策和医疗卫生、环境条件改善情况等反映生活质量。

2. 评价方法 根据评价的内容和指标选择合适的评价方法，包括问卷调查法、访谈法、观察法、测量法等，确定健康传播活动实施的远期效果。

三、健康传播效果的评价要素

健康传播的目的是通过传播正确的健康信息和健康观念，改变公众不健康的生活方式和行为，可以通过健康传播活动的有效性、适当性、可接受性和公平性来进一步评价健康传播的效果。

1. 有效性 指已经完成的健康传播活动达到预期目标结果的程度。判断一项健康传播活动是否有效，主要考察是否具备以下特征：

（1）准确性：传播的内容应准确无误，不能模棱两可，含混不清。

（2）可及性：受众能够方便地得到健康传播活动信息。健康传播是传受双方交流、分享信息的过程，应该体现双向、参与和互动。

（3）客观性：应同时告知受众健康传播活动对健康的益处和可能存在的风险。如介绍疫苗接种时不能只说疫苗接种的益处，也要强调其存在过敏反应等其他不良反应的风险。

（4）一致性：健康传播的内容应保证说法的一致性，不能自相矛盾。

（5）重复性：通过不同的渠道、利用不同的方式传播同一内容，以达到强化传播的效果。

（6）循证性：健康传播的内容必须具有明确的科学依据。

（7）目标性：健康传播活动尽可能覆盖所有目标人群。

（8）可靠性：健康传播信息来源可靠，并且能够得到及时更新。

（9）及时性：健康传播的时机符合目标人群的信息需求。

（10）易懂性：健康传播信息内容通俗易懂，容易被受众所理解和接受。

（11）文化适应性：健康传播活动的设计应符合受众的民族、宗教、语言习惯、文化背景、受教育程度等。

2. 适当性 指健康传播活动实施策略与受众需求的相关性、合适性。

3. 可接受性 指受众对健康传播活动内容或干预措施予以接纳、认同的行为反应。

4. 公平性 指对于受众而言,健康信息是一致的,健康传播活动是均衡的、公正的,能获得广泛的支持。

案例 6-3 分析讨论

1. 该社区目前对"世界高血压日"主题宣传活动的评价,是在健康传播活动的预试验中对活动内容进行的评价,属于形成性评价。其目的主要在于完善该健康传播活动,了解受众的基本情况,发现活动中存在的问题,及时修改或调整活动计划,以期获得更加理想的效果。

2. 对于此类健康传播活动,可以通过形成性评价如查阅活动实施中记录的文件或资料或现场考察等方式,对实施过程中的重要环节进行评价,包括高血压知识与控制讲座、高血压专栏等宣传材料,社区团队工作情况等。在健康传播活动后,可以采用效应性评价对目标人群的高血压相关行为(摄盐、运动、吸烟、饮酒等)变化、高血压知识、对高血压的态度等进行前后对比分析,初步确定社区宣传活动的效果。此外,还可以进行结局性评价,如在活动结束之后1个月内对活动的设计、实施、评价进行全面总结,活动结束后3个月内,主要对受众的体重、体重指数(BMI)、血压、血脂、血糖、高血压医疗服务相关政策、社区卫生环境等进行评价,与活动开展前的数据进行"自身前后比较"分析,确定方案的最终结果,评价取得的成绩与经验,发现问题,有助于为未来的健康传播活动提供有益的建议。

(丁亚萍 刘彦麟)

第七章　健康传播作品制作

学习要求：

识记：健康传播作品的传播原则和要求，以及健康传播作品评价的定义和评价要素。

理解：健康传播作品的分类及特点，健康传播作品要求以及健康传播作品的制作步骤。

运用：能制作健康传播作品，并对健康传播作品进行评价。

第一节　健康传播作品要求

案例7-1　　　　　　　　从"医疗自媒体"到"健康新媒体"

随着移动互联网的快速普及和媒体的不断融合发展，不少医务工作者和医疗机构纷纷注册微博、微信公众号、头条号等，传播健康科普知识，在网络舆论场产生了大量活跃的自媒体新形态，其中也不乏鱼龙混杂、良莠不齐的现象。近年来，国家卫生健康委宣传司、中国医师协会等部门和机构，通过互联网践行群众路线，团结新媒体从业人员和"医学大V"等新阶层人士，依托中国医疗自媒体联盟这种互联网舆论引导新形式，与网络戾气、恶意歪曲、不实谣言作斗争，传递正能量和科学知识，积极引导舆论环境向好发展。

问题：

1. 生活中常见的健康传播形式有哪些？

2. 你认为好的健康传播作品应该具备哪些特征？

随着社会经济和物质文化的不断发展，人们对预防和治疗疾病以及获取优质健康知识及服务的需求日益增加。加强健康传播体系化建设工作，通过各种形式的健康传播活动，将健康领域的科学精神、科学知识和科学方法等向公众普及和传播，从而提高公众健康素养水平，是健康教育与健康促进工作的重要内容。

健康传播作品是指以健康领域的科学观念、科学知识、科学技术、科学方法、科学技能及其进展等为主要内容，针对目标受众而设计、制作和传递特定健康信息，以易于理解、接受、参与，是开展健康教育活动的常用工具。通过普及这些信息帮助受众形成健康观念，掌握健康技能，采取健康行为，提高健康素养，从而维护和促进自身健康。

一、健康传播作品的分类

按照健康传播作品的形式不同，可以将其分为视听作品、平面作品以及实物作品。不同健康传播作品在进行健康传播行为时表现力不同。

1. 视听作品　视听作品是指以视觉和听觉为主要媒介的艺术作品，如电影、电视节目、广播节目、音乐作品等。随着新媒体和短视频平台的应用，视听健康传播作品也更加注重人群垂直细分和双向互动，呈现出越来越多的形式，如3D虚拟动画、直播平台等。视听材料能够提供更为生动直观、易于理解的信息内容。对于一些比较抽象或者是比较难理解的健康知识点，视听材料能够更好地突破文字和图片等方面的限制，使得受众能够快速而准确地掌握相关信息。与其他健康传播作品相比，视听材料在社交网络、短视频等平台上的分享性更强，有着更加广泛的传播渠道和优秀的传播潜力。但健康传播视听材料也受到媒介受众选择性的影响，当受众对视听材料的内容趋于厌倦或者流行度减少时，媒介的传播范围将会受到影响。随着时间的推移，一些健康知识的内容可能会发生变化。视听材料制作后，可能由于所涉及的健康领域迅速发展、科学研究取得新的成果、政策法规的调整等因素而迅速过时，导致它们的传播成效下降。

2. 平面作品　平面传播作品是指以平面媒介进行传播的各种创意作品。常见的有海报、广告、宣传册、杂志、报纸等。这些作品通常使用文字、图片、图形、颜色等元素，以各种设计手法呈现出视觉效果，给观众或读者传递信息。以往主要以纸质媒介传播为主，但随着新媒体的崛起，平面健康传播作品开始在微信、短视频平台上以图文作品展现出来。平面健康传播作品信息传递便捷，可以传达大量的健康知识和信息，使得受众能够快速了解健康相关的内容。印刷材料可以通过媒体渠道广泛传播，如通过报纸发行、宣传单发放等，传播较为广泛，让更多人了解和获取相关健康信息；且印刷材料可以长期保存，方便随时阅读和查阅，受众可以多次学习、吸收健康知识。但是，印刷材料也存在一些缺点，如纸质媒介成本较高，印刷材料需要印刷机器等一系列设备，并需要付出一定的人力资源和时间成本。且纸质媒介时间滞后，需要进行分发、储存等过程，时间相对较长，而健康知识和信息更新较快，导致纸质媒介的时效性有所欠缺。

3. 实物作品　根据健康信息的不同，可以制作不同实物类型的健康传播材料，如食品模型、人体模型、钥匙扣、手机壳等。实物材料视觉冲击力强，可以提供更加直观和形象的信息，使人们更加有效地了解相关知识，应用相关实物。但实物作品的制作成本较高，需要投入一定的时间和资金，且传播健康信息范围有限。

二、健康传播作品的特点

（一）健康传播作品的主要特点

健康传播作品是为健康传播服务的，是借以分享健康相关信息，以影响、吸引和支持个人、社区、卫生专业人员、特殊群体、决策者和公众为了达到改善健康的目的，去拥护、介绍、采取和维持一种健康行为、习惯或政策的工具。健康传播材料有其自身的特点：

1. 内容丰富、目的性强　所有为了公众健康而制作和使用的具有宣传、教育作用的作品，都属于健康传播作品的范畴。内容不仅涵盖了医药、医疗、公共卫生、心理卫生、疾病预防、保健等常规的医疗卫生领域，与健康有关的环境、工商业、宣传、教育等各个行业也是现代提倡的大卫生观的组成部分，他们所制作使用的与人群健康保障有关的宣传作品也属于健康传播作品的范畴。

无论哪种形式的传播作品，它的制作与使用都是为了传播某种或某些健康信息，因此，健康传播作品都具有明确的传播目的。它们或者是传播某种传染病的防治知识、某些常见疾病的症状识别；或者向公众传播某种健康理念，倡导某种健康生活方式等。如果在某项健康传播活动中使用传播作品，仅为了配合具体内容的健康传播而制作和使用，目的性更强。

2. 形式多种、针对性强　从传播作品的分类可以看出，健康传播作品的种类繁多，而在繁多的种类中，又有多种多样的表现形式。人类社会各个不同的传播阶段以及一切社会所具有的传播手段，都是健康传播作品的表现形式。即使在进入电子化、网络化的今天，那些传统的标语、口号型的传播手段仍在使用。因此，健康传播的表现形式具有多样性的特点。

尽管健康促进活动的形式不同、方法各异，但在进行具体的健康传播活动中，健康传播作品的使用是有选择的。健康传播者根据受众的特点、传播时间、地点与内容的不同，应合理地选择不同形式的传播材料。因为不同的健康传播是为一定的目标受众服务的，它们的内容具有强烈的针对性。同时，不同形式的传播作品有各自的特点与使用要求，也具有针对性，例如，文字材料的使用需要具备一定的文化水平，宣传画可以张贴在公共场所供所有人观看，音像制品需要播放设备的支持等。

3. 具有独立性与依附性的双重性质　人们在公共场所经常看到的疾病预防宣传画、宣传标语、街头电子屏幕滚动播出的健康知识画面；卫生活动日期间，健康专业人员向公众发放的提倡健康生活方式的小册子、折页等，都是向社会公众传播健康知识与信息的传播作品，它们以不同的传播形式独立发挥着传播健康信息的作用。而这些不同类型的健康传播作品除了能够单独使用以外，还可以配合专门的健康传播活动而使用，例如，在健康专业人员技能培训、大型的健康咨询活动、目标受众的健康知识教育等健康传播活动中，作为辅助材料配合传播活动使用会产生很好的传播效果。

（二）优秀健康传播作品的特征

1. 准确性 内容准确，没有事实、翻译或判断错误，应该经过医学专家的审核。

2. 可及性 传播作品应该在受众方便获取的地方分发或放置。分发或放置地点根据受众、信息的复杂性及目的而变化，包括人际传播和社交网络、广告牌和公共交通标志、黄金时段的电视或电台节目，公共咨询台（书面或电子）以及互联网。

3. 平衡性 健康传播作品呈现的内容或观点应该既要考虑受众采取行动后产生的益处，也应该考虑可能存在的风险，必须在两者之间取得平衡。譬如在传播运动有益处时，也需要分析过度运动的风险、不适合运动的风险等。

4. 一致性 传播作品的内容希望是经典的，即使随着时间的推移以及科学技术或认识的发展，传播作品的内容也能够和其他来源的信息保持一致。

5. 文化竞争力 设计、实施和评估的过程要考虑特定人群的特殊问题（如民族、种族和语言），也包括教育水平和失能人群，使得传播作品对特定人群具有很好的亲和力。

6. 注重证据 传播作品应该有科学证据，经过严格分析。

7. 获取性 让尽可能多的目标人群获取信息。

8. 可靠性 内容来源是可信的，并保持内容是最新的。

9. 重复性 随着时间的推移，对内容的发送或访问将持续进行或重复，以加强对受众的影响并接触到新的受众。

10. 及时性 当受众最容易接受或最想要得到具体信息的时候，及时提供内容。

11. 可理解性 阅读水平和形式（包括多媒体）要适合特定的受众。

当然，不同的健康传播作品的优秀特征及评价的侧重点不同，如标语性的健康传播作品其特征是突出主题，核心信息可能仅是一个倡导性的理念，没有涉及如何形成理念、指明前行方向，更没有有关如何操作的说明。张贴画、海报是在人群密集、人员流动性大的地方张贴，一般来说，受众很少会驻足仔细观看，因此其主要特征是不能有太多的文字，画面也应该以简洁为主。

三、健康传播作品传播原则与要求

（一）传播原则

1. 适用性原则 ①根据目标人群特点，选择合适的传播形式和渠道。②传播形式应服从健康科普内容，并能达到预期的健康传播目标。

2. 可及性原则 ①健康传播作品能够发布或传递到目标受众可接触到的地方，如报纸、杂志、电视、广播、互联网、数字媒体、自媒体、智能硬件等。②健康传播作品可通过不同渠道形成反复多次地传播和使用，并在一定时间内保持一致性。

3. 经济性原则 健康传播作品传播时要考虑节约原则，在满足信息传播内容和传播效果的前提下，选择经济的传播方式和传播渠道。

4. 互动性原则 健康信息传播宜采取交流互动性强的载体、渠道和方式，避免健康信息的单向传播、线性传播。

（二）传播要求

1. 注明信源及科学依据，保障内容准确且可追溯 ①注明作者（个人或机构）及（或）审核者的身份，有无专业资质与经验；②如果是转载，必须标明原作者及信息出处；如果是改编，必须说明是根据谁创作的什么内容改编；③对健康科普作品中引用的第三方的静态图、动态图、音频或视频等素材的，要注明素材出处；④对治疗方法的有效性或无效性以及预期治疗效果等的介绍，须附以科学依据。

2. 注明信息的更新时间，方便受众自主选择把握 注明信息发布和修订的日期，方便受众自主选择阅览哪个版本、了解何为最新信息。

3. 明确目的与目标人群，精准匹配受众健康需求 须说明出版或发布的信息的目的，例如，养生保健类信息须说明其旨在促进健康改善，而不是取代医生的治疗或医嘱。

四、健康传播作品使用要求

不同传播渠道和不同类型的健康传播作品有不同的使用要求和技巧。但总体来讲，健康传播作品有其基本的使用要求。

1. 根据不同的受众，选择不同的健康传播作品 不同受众人群的文化背景、生活环境及社会条件各有不同，对健康传播材料的需求也各异。在使用健康传播材料时，要充分考虑不同受众的特点，有针对性地选择和使用健康传播材料。

2. 健康传播作品使用时要正确、规范 无论是文字类的健康传播作品，还是图片、音像类健康传播作品，都要规范操作、正确使用，否则将直接影响传播效果。如音像类健康传播作品应该在人流密集的场所展示播放，平面类健康传播作品可结合公众健康咨询服务、健康知识讲座以及个体化健康教育有针对性地使用。

3. 健康传播作品使用时要科学、合理 健康传播作品种类繁多，在进行健康传播活动时，要注意科学选择，合理使用，避免内容及形式相似的健康传播作品过度重复使用。同样的内容，不同的展现形式，在某种程度上可以强化传播效果，但要控制好度以免造成资源浪费。

4. 注意对健康传播作品使用效果的评估 任何一种健康传播作品在使用后，都应该进行及时的效果评估。评估不仅可以了解该种传播作品的使用效果，还可以发现存在的问题与不足，为以后此类健康传播作品的合理使用提供经验借鉴。

总之，开展健康科普，不仅可以有效预防疾病的发生，还可以帮助患者更好地痊愈和康复。有组织、有目的地引导和规范健康科普作品创作与传播，有利于营造全社会健康科普氛围，有利于强化我国健康科普体系建设，有利于提升公众健康素养水平，更好地促进全民健康。

案例 7-1 分析讨论

1. 生活中常见的健康传播形式有电视节目、广播节目、海报、宣传手册、报纸等。

2. 好的健康传播作品应该具备准确性、可及性、平衡性、一致性、文化竞争力、注重证据、获取性、可靠性、重复性、及时性和可理解性等特征。

问题与思考

微信公众平台的完善，为自媒体的发展提供了一个优良的传播平台。"丁香医生"的出现缓和了我国的医疗资源紧张，为就医难的改善做出了积极的探索。"丁香医生"凭借自身的权威性、科学性和责任感，取得受众的信任和更多的关注度，成为健康类自媒体的代表。

现在，丁香医生已拥有较为完善的内容矩阵，开设"丁香园""丁香医生""丁香妈妈"等专题号提供相应服务；疫情期间增添疫情地图、疫情日报、各省市数据等多个订阅产品，提供解读疫情态势、辟谣、在线问诊、防护知识科普等功能。

问题：请结合健康传播作品的特点和要求对"丁香医生"平台开展分析。

（薛　谨）

第二节　健康传播作品制作方法

案例 7-2　　　举办健康知识普及行动——2022 年新时代健康科普作品征集大赛

　　为继续深入推进"我为群众办实事"实践活动，推动健康知识普及，不断满足人民群众日益增长的健康知识需求，国家卫生健康委、科技部、国家中医药局、国家疾病预防控制局、中国科学技术协会决定于 2022 年 6 月至 12 月举办"健康知识普及行动——2022 年新时代健康科普作品征集大赛"。大赛围绕爱国卫生与健康生活方式相关主题、老年人健康相关主题、儿童青少年健康相关主题、近视防控相关主题、心脑血管疾病防治相关主题、癌症防治相关主题、传染病防控相关主题、中医药科普相关主题，推荐表演类、视频类、音频类、图文类、网络账号类健康科普作品。

　　问题：

　　1. 如果想向大赛投稿，如何精准地定位主题？

　　2. 健康传播作品的制作步骤有哪些？

　　健康传播作品是为了一定的健康传播目的，针对目标受众而设计、制作、承载和传递特定健康信息的载体，是开展健康传播活动的常用工具，是连接健康知识、服务和个人健康行为之间的桥梁。当前，全球范围内医疗行业和健康服务行业的产业规模都在加速增长。与此同时，随着社交媒体、移动互联网和智能设备等新兴技术的崛起，普通民众更容易获取健康知识和服务。这就使得越来越多的人逐渐重视了个人健康问题，并且对其有了更高的期望。健康教育工作者必须熟悉和掌握健康传播作品制作和使用的相关知识和技能，懂得如何制作和使用健康传播作品，这样才能更好地组织和开展健康传播活动，从而促进受众健康素养及健康水平的提升。

一、健康传播作品制作原则

　　1. 科学性原则　　健康传播材料所传递的健康信息应该是科学的、完整的、全面的、任何有违这个原则的健康信息均可能误导受众，甚至造成相反的结果。例如，控制高血压的健康传播材料，除了药物控制的有关知识外，还应该安排关于非药物控制的内容，如高血压患者应控制食盐的摄入、严禁过量饮酒、控制体重、合理的体育锻炼及提高心理调控的水平等，这样才能使受众感到健康传播材料所传播知识的完整性，信息科学、均衡、可靠。

　　在保证科学上，要符合循证原则，符合现代医学进展与共识。同时应尽量引用政府、权威的卫生机构或专业机构发布的行业标准、指南和报告，有确切研究方法且有证据支持的文献等，个人观点或新信息应有同行专家或机构的评议意见，或向公众说明是专家个人观点及新发现。

　　2. 适宜性原则　　由于健康传播是针对广大公众，他们的文化水平、生活习惯与经历、健康意识，知识与行为水准等诸方面均有明显的差异。在健康传播材料的制作上，如果采取"用一碗菜去服务所有对象"的方法，其效果肯定是不理想的。要受众细分、有针对性，同时还要借助热点，传播健康知识。避免在民族、性别、宗教、文化、年龄或种族等方面产生偏见。

　　3. 实用性原则　　健康传播材料应该符合不同受众的实际需求，首先，在内容的选择上应该与受众的生活密切相关，比如高血压患者应该如何在生活中控制自己的盐摄入量；其次，健康传播材料在形式的设计上，也应该符合受众的实际需求，方便获取、方便阅读。例如，针对老年人可以以电视等传播媒体开发健康传播材料；针对年轻人，可以以新媒体为载体，开发短、平、快的健康传播材料。

二、健康传播作品制作方法

　　1. 线上线下相结合，精准对接公众健康需求　　通过大数据分析，挖掘互联网用户关注的健康热点问题，更好地理解当前的健康趋势和主题，以明确健康科普方向及重点。可以使用以下步骤来挖掘互联网用户关注的健康热点问题。

（1）收集数据：从互联网上收集用户在社交媒体、论坛、搜索引擎等平台上发布的相关内容，例如带有标签或主题关键词的帖子、病症描述、健康资讯等。

（2）数据清洗：对收集到的数据进行去重、格式化、筛选，剔除无用信息和重复数据。

（3）数据分析：采用机器学习、自然语言处理等技术对清洗后的数据进行分析，找出用户所关注的词汇、问答、趋势和话题等。

（4）主题挖掘：通过聚类和分类算法，将数据划分为多个主题，如饮食、运动、药物等，以便更好地了解用户关注的健康热点问题。

（5）结果呈现：将分析结果呈现出来，可以通过图表、报告甚至是智能问答系统的形式呈现，为明确健康科普方向及重点提供参考和建议。

通过梳理门诊、住院患者临床常见问题，了解线下患者的健康信息需求。门诊和住院是临床医学中常见的诊疗场景，在这些场景中，医生需要与患者进行沟通交流，了解其健康状况和需求，从而制定合适的治疗方案。因此，通过梳理门诊、住院等临床常见问题，可以更好地了解线下患者的健康信息需求，从而拓展健康信息服务的范围。例如，在门诊中，很多患者会咨询关于食物搭配、饮食健康等相关问题，这说明他们对健康饮食方面的知识需求较高。同时，不同的疾病类型也需要不同的健康信息支持，例如心脏病患者需要了解心脏保健知识，癌症患者需要了解化疗副作用的缓解方法等。另外，梳理门诊、住院等临床常见问题，可以发现患者往往面临治疗方案选择、药物使用等方面的困惑。在这些方面，患者需要具体的健康信息支持，以便他们能够更好地理解治疗方案和药物使用，从而提升治疗效果和提高治疗信心。

了解线下患者健康信息需求的方法：

（1）开展问卷调查：通过开展问卷调查，可以了解患者的健康状况，以及他们对健康信息的需求。

（2）组织健康宣教活动：通过组织健康宣教活动，可以让患者了解更多的健康知识和信息，用以预防和治疗疾病。在这些活动中，可以通过问答互动、提供资料和分享经验等方式来了解患者的健康信息需求。

（3）与患者进行沟通：面对面的沟通是了解患者健康信息需求最直接有效的途径。在医生和患者的交流中，医生可以通过倾听患者的反馈和问题，了解他们对健康信息的需求。

2. 目标人群分析，描绘用户画像　健康传播的目的是将健康信息传递给更多的人，让他们了解、掌握健康信息，学会健康行为技能，并在日常生活中进行有益健康的行为。但是要实现这个目标，必须根据受众的需求、爱好、环境和生活背景，选择适宜的信息和传播渠道，以及适宜的信息表达方式，这样才能让信息被更多的人了解和理解，进而促进健康传播的目标达成。目标受众是在健康传播过程中接收信息并期待健康信息对其产生影响的个体或群体。在健康传播过程中，基于传播目的的差异，目标受众或个体存在明显差异。在健康传播过程中，目标受众分析是非常关键的一步。它的主要目的是确定传播信息所针对的具体人群，以便更精准地制定传播策略，提高传播效果。在健康传播中，往往会涉及不同年龄、性别、职业、地域、文化等方面的受众群体，这些人群的特点、需求和接受程度不同，因此需要有针对性的传播策略来针对不同的受众群体。

而健康传播的三级目标受众则是研究健康传播的一个基本概念，指向不同的受众群体传达健康信息的策略和方法。第一级目标受众是潜在受益人群。这包括未受教育或缺乏健康知识的人群，以及处于健康风险中的人群。对于这些人群，健康传播的目标是提供有关健康方面的知识和信息，让他们能够更好地认识到自己的健康问题并采取相应措施。第二级目标受众是从业人员。这包括医生、护士、公共卫生工作者和健康教育工作者等。对于这些人群，健康传播的目标是提供更深入的健康知识和技能，以促进他们更好地开展健康教育和宣传工作。第三级目标受众是决策者和管理者。这包括政策制定者、医院管理者和保健机构高管等。对于这些人群，健康传播的目标是提供有关健康政策和方针的信息，以支持他们做出更好的决策。

目标受众细分指的是在各级目标人群中，根据不同特点或者根据实际工作需要再次进行的亚组划分，为后续更加准确地定位目标受众特点，有针对性地提供健康信息和选择健康传播渠道与方法奠定基础。例如，在慢性肾脏病女性健康教育项目中，可以将慢性肾脏病女性患者再进一步细分为：育龄期患者、非育龄期患者，而对于育龄期患者又可进一步分为有生育需求的育龄期患者、无生育需求的育龄期患者。对于有生育需求的育龄期患者健康传播的信息中必须包括生育力评估、如何计划妊娠以及孕产阶段护理等，其他亚组人群则不需要相关内容。又如在学校开展传染病预防健康教育项目中，可以将学校按照年龄划分为不同的人群，对于低年龄段学生的健康传播作品进行文字拼音的标注，而高年龄段学生则不需要。

健康传播的用户画像可以通过以下方法确定：

（1）大数据分析：从大众生活的数字化数据中，采用各种算法和模型对其进行分析和研究，可以对不同类型的用户群体的偏好特征进行分组，更全面、精准、高效地推广健康知识，更好地满足不同群体的需求。

（2）调查问卷：是确定用户画像的一种简单有效的方法。可以通过在社交媒体、网站或手机应用上发送问卷来了解用户的身体状况、饮食习惯、运动习惯等信息。根据用户回答的问题，可以确定其年龄、性别、生活习惯、每日时间分配等信息，从而更好地制定健康传播策略。

（3）访谈：通过访谈确定用户画像是一种常见的健康传播作品方法，它可以帮助健康工作者了解目标用户的需求、喜好、习惯等信息，进而优化健康传播作品设计、推广等策略。在访谈过程中，研究人员可以针对特定群体进行采访，了解他们的背景、职业、收入、家庭状态等基本信息，探讨他们对相关健康问题的看法、健康行为等方面的意见和建议，结合其他数据进行分析，最终形成用户画像。

（4）社交媒体：是了解用户的有效工具。社交媒体的用户信息包括个人资料、发帖、点赞、评论等行为。通过社交媒体了解用户的发言、互动等信息，可以了解到用户所关注的话题、社交圈子的类别、身体状况、食品偏好、德育爱好等信息，从而更好地调整健康传播策略，有效地传播健康知识。

3. 信息编制及内容加工 围绕希望或推荐目标人群采纳的行为，编制或筛选出公众最需要知道、能指导公众行为改变的信息，以及为什么这样做、具体怎么做等相关信息。要把复杂信息制作成简单明确、生动有趣、通俗易懂、公众喜闻乐见的科普内容，使目标人群容易理解与接受。

信息编制及内容加工方式：

（1）信息收集：推荐大家通过查阅最新版的医学专业书籍、国家卫生健康委以及中国疾病预防控制中心官方网站、世界卫生组织网站，查询最新出版或发布的报告、标准、指南等，收集有关健康主题的信息内容。

（2）提出重点内容：由相关医学领域专家对收集到的信息资料进行加工整理，提炼出与传播主题相关的重点内容，尽量用较为通俗的语言加以归纳、表述，形成核心信息的初稿。加工、整理时，要从目标人群的角度进行思考，紧紧围绕"什么""为什么""怎么做"三方面进行归纳、提炼，核心重点是"怎么做"。例如，烟草控制的核心信息应包括什么是二手烟，吸烟与吸二手烟的危害，控烟的有效措施有哪些，戒烟的方法等。

（3）确定核心信息：通过召开相关专家研讨会等形式，医学专家和健康教育专家集思广益和思想碰撞，对之前形成的核心信息初稿进行补充、完善、删减、修改、排序，从几十条重点内容中，提炼出最需要向目标人群传播的核心信息。

（4）核心信息编写：围绕希望或推荐受众采纳的行为，编制或筛选出受众最需要知道、最能激发行为改变的信息，以及为什么这样做、具体怎么做等相关信息。在健康科普信息编制过程中，应邀请相关领域的专家对信息的科学性和专业性进行论证和审核。编写核心信息时，要注意根据两个基本原则：①限定条目：一般一个健康问题的核心信息不超过10条；对于涉及内容较多的重大健康问题，核心信息的条目可适当增加，但也不宜过多，否则就失去了核心信息的意义。②语言表达要简练、干净：每条核心信息尽量用一句话表达，认真、仔细推敲，去掉那些不必要的赘语。

（5）请科普专家进行语言润色、修改和完善：把复杂信息制作成简单、明确、通俗的信息，使目标人群容易理解与接受。

（6）对核心信息进行预试验：在健康教育核心信息定稿之前，要在一定数量的目标人群中进行试验性使用，确定信息是否易于被目标人群理解、接受，是否有激励行为改变的作用。也可以选择小部分的目标人群，通过个人访谈、小组访谈、问卷调查等形式开展预试验。

（7）修改完善信息：根据预试验反馈结果，对信息进行及时修正和调整。

4. 多维度信息审核及风险评估　健康传播材料的信源资质审核是非常重要的一环，它能够保障健康传播信息的真实性、权威性和可靠性。随着传播渠道与方式不断拓展，健康传播材料已经从传统纸质媒介扩展到网络、社交媒体、移动应用等多个平台，信息来源的多元性也加大了信源资质审核的难度。因此，我们需要重视健康传播材料的信源资质审核，建立科学、严谨和有效的审核体系，以保障公众健康和知识的安全。多维度信息审核包括信源资质审核、信息内容审核、信息可溯源。信源资质审核主要指对提供健康科普信息的个人或机构定期进行资质审核。

首先，健康传播材料的信源资质审核需要对信息来源进行基本的核查。此时，审核者需要对信息的提供者进行排查，确认其是否为权威机构、专家、学者等。审核者应该考虑到提供者的背景、学术影响力、知名度和声誉等方面的综合信息。如果数据来源合法且合理，审核者才能考虑对数据的使用进行下一步审核。

其次，审核者需要对健康传播材料所包含的内容进行一系列的审核步骤。审核者应该查看传播材料刊载内容是否与事实相符，并验证其引用的数据来源是否权威、准确且符合逻辑。审核者还应该了解是否有内部利益驱动和其他诱导因素的存在，以便更好地判断所提供的健康信息的真实性和可信度。在审核的过程中，审核者应该保持独立、客观、中立的判断立场，确保信息的真实性。这些步骤需要精细而耐心的审核技能，能够确保健康传播材料的知识可靠性。并且要保证信息可溯源：在健康科普信息制作过程中，要全程留痕，并在科普作品成品中注明信源及出品单位等信息。在信息正式发布之前，应对信息进行风险评估，风险评估的过程包括识别潜在的隐私问题、确认用语正确性、伦理原则的尊重以及可能与相关法律冲突等。只有在评估并解决了所有相关的风险后，才能确定是否可以发布信息。

三、不同类型的健康传播作品制作特点及注意事项

1. 平面健康传播作品制作——以海报为例　海报是一种以图像和文字为主要元素的宣传品，通过传达信息、宣传活动等目的的图形设计作品，通常以大型的纸张制成，具有醒目、简洁、易懂等特点。在健康传播中，海报被广泛应用于宣传各种健康相关的信息，如预防传染病、健康饮食、艾滋病防治、精神健康等。海报的特点在健康传播中有着重要的作用。首先，海报的醒目性使得它可以吸引人们的注意力，引起人们的兴趣，从而达到宣传、传播健康知识的目的。例如，在预防传染病的宣传海报中，一般会用鲜艳的颜色和易于辨认的图形来吸引人们的注意力。其次，海报的简洁性使得它可以通过简单明了的文字和图形来表达复杂的信息，从而更容易为人所理解。例如，健康饮食的宣传海报可以用简单的图示和文字告诉人们如何选择更健康的食品。再者，海报是一种可视化的表现形式，可以通过形象的图形来传达信息，更容易触及人的心理，从而起到了更直接的引导和激励作用。此外，海报还可以在不同的媒介上进行传播，如电视、报纸等，这样可以使得信息覆盖面更广，从而更好地达到在公众心中树立健康意识的效果。海报由于具有高度的视觉效果和表现力，是吸引人们注意力的重要手段之一。而海报的构成也是决定其吸引力的关键所在。

海报的构成主要包括五个方面：主题、图像、标语、文字和色彩。这五个方面共同作用，构成了海报的整体形象。主题是海报的核心所在，是海报的灵魂。海报的主题应该明确、简单、准确，突出海报宣传的目的，在视觉上，能够一眼看出，这张海报是宣传什么的。例如，一个海报针对一个新产品，主题就要以宣传该产品基本信息为主。图像是海报重要的表现方式之一，具有视觉传达信息的特殊效果，图片所选择的元素需要和主题符合，图像的选择和构图决定了海报的时尚、

新颖美观程度。一个好的图像是能够立刻吸引人们的眼球的。标语有点类似于标题，标语应该简洁、精确、有力并且能准确地传达主题表达产品、服务与活动的优势。文字在海报富有文化内涵的同时，需简洁明了，能够使人一目了然地读出重点信息。同时也需要注意字体和字的颜色搭配能够与海报整体融合，能够突出人们对不同内容的注意力。色彩是影响海报观感的重要因素之一，体现了海报整体的感知色彩协调、色彩效果和色彩组合，给人以丰富多彩的视觉印象。能够让人息息相关，产生共鸣，增加观看效果。总之，海报构建的核心在于能够突出其宣传的主题，在此基础上，再用图像、标语、文字和色彩等多重手段来达到吸引人们注意、增进传递宣传信息的效果。当然，这些构成要素的效果很大程度上也取决于海报的创意才华和审美能力。

（1）需要注意的要素

1）目标受众：在制作健康传播材料时，首先需要考虑的是目标受众。接收健康信息的受众包括不同年龄、文化背景和受教育程度的人群。需要根据受众的需求和兴趣来选择内容、标语、插图、颜色等。

2）接受性：健康传播材料应该是受众能够接受的，这里指创造一个可以引起反应和注意力的材料。可以通过使用简单、生动、易理解和有趣的方式，吸引读者的眼球并促进他们参与。插图的关联性是指插图所表现的内容、信息等必须与文字内容相关，是为了更好地说明或展现文字内容，而不是可有可无或起美化修饰作用。插图的自明性是指插图可不依赖于正文而存在，能够独立传递或表现特定的内容、信息等。

3）清晰易懂：健康传播材料的信息应该清晰、简洁和易于理解。错误或模糊的信息对获取读者的信任非常不利。所以，要使用不同形式的视觉信息、图表、说明或示例，而且文字必须有序、简短、有条理。每个版块传播的核心信息 3～5 条为宜。

4）发声并鼓励：健康传播材料应该能够产生创造性思维和启发性，催人奋起并积极行动。因此，健康教育资料仅仅进行健康知识的传播是不够的，必须有明确的行为建议。行为建议要具体、实用、可行，明确告诉目标人群应该做什么及怎么做。传送积极的健康信息和有效的防治措施，激发读者的情感和动机。总之，制作平面健康传播材料需要注意以上几个要素，才能起到有效的传播健康知识和促进健康的作用。如果被慎重考虑和制定，一旦成功则会对大众的健康和健康行为产生积极影响。

（2）海报常用的设计工具

1）Adobe Photoshop：是一款非常流行的图像处理软件，许多设计师都选择这个软件来创建海报。它具有强大的图像编辑功能和灵活的图层管理，让设计师能够轻松使用它来创造独特的设计效果。

2）Adobe Illustrator：是一款矢量图形编辑软件，它拥有许多强大的绘图工具，可以帮助设计师轻松制作具有矢量图形的海报设计。它的主要优势是能够生成可扩展的矢量图形，这意味着设计师可以轻松将设计转换为不同的大小和分辨率。

3）Canva：是一种在线平面设计工具，它为设计师提供可定制的海报和其他设计模板。它非常适合想快速创建设计产品并不具备设计技巧的人群。Canva 的优势在于拥有大量免费的图像和图形素材，可以帮助设计师轻松地制作出美观、有吸引力的海报。

4）Inkscape：是一款免费的矢量图形编辑软件，它可用于创建各种类型的海报设计。与其他矢量图形软件相比，Inkscape 的学习曲线更浅，在许多方面更为直观。它管理图层、绘图工具、文本处理工具等，使得设计师容易上手。无论使用哪种工具，设计一个成功的海报通常需要具有对色彩、形式和设计原则等方面的专业知识。因此，设计师需要有一个好的眼光和创意，才能制作出一个让人印象深刻的海报来。

小链接	H5 及其在健康传播中的应用

H5 是一种基于 HTML5 技术的移动应用开发模式，它允许开发者使用 Web 技术开发应用程序，然后通过浏览器或者套壳 App 的形式实现在手机端运行。H5 应用程序相对于原生应用程序，具有更新方便、开发成本低、跨平台等优势，因此在近年来备受青睐。

H5 应用程序在健康传播中具有广泛的应用价值。一方面，H5 应用程序在健康传播中可以作为一种辅助工具。例如，H5 应用程序可以为用户提供健康咨询、预约挂号、健康评估等服务，使得用户可以更为便捷地获取健康相关的信息和服务；还可以为医疗机构提供在线的健康问卷、随访、处方等服务，从而提高医疗机构的效率和服务质量。另一方面，H5 应用程序在健康传播中也可以发挥更为重要的作用。例如，一些公益组织可以创建 H5 应用程序来传播健康知识、提醒用户注意健康等，促进健康生活方式的普及。此外，H5 应用程序还可以结合大数据和 AI 技术，为用户提供更精准的健康咨询和建议，提高健康传播的效果和质量。总之，与普通的网页应用相比，H5 应用程序更为便捷、易用，且在跨平台适配方面具有超群的优势。因此，在未来健康传播的进程中，H5 应用程序将会发挥更为重要的作用，并成为健康传播的一大趋势。

2. 视听健康传播作品制作——以短视频为例　近年来，随着短视频平台的兴起，短视频健康作品也越来越受到人们的关注。短视频健康作品可以通过生动的画面、简短的时间、易于理解的内容，传递健康知识，促进健康生活方式的建立。

（1）短视频健康作品的特点

1）时长短：短视频健康作品通常具有较短的播放时长，只需在几十秒或几分钟内传递健康知识，便于观众快速消化和理解。

2）易于理解：短视频健康作品通常用生动的画面和简单易懂的语言传递健康知识，降低观众学习的门槛。

3）创意十足：短视频健康作品吸引观众的同时，还要通过创意的手法把健康知识融入其中，增加观众对内容的记忆度和接受度。

4）聚焦问题：短视频健康作品聚焦于某一个健康问题，通过配图、文字、动画等多种方式进行深入剖析，增加观众对该问题的认识和处理方法。

5）提供解决方案：短视频健康作品不仅仅是告诉观众健康问题所在，还提供生活中可实施的解决方案和建议，促进观众行动起来，改变不良生活习惯，实现健康身心。总之，短视频健康作品的特点主要在于时长短、易于理解、创意十足、聚焦问题、提供解决方案等，这些特点使它们成为了一个优质媒介，能够更好地传递健康知识，引导人们养成健康生活方式。

（2）随着互联网技术的不断发展，短视频已成为传播信息的重要载体之一。短视频不仅内容简短易懂，而且表现形式多样，大大提高了传播效率和效果。而对于健康传播材料的制作，我们应该注意以下要素：

1）引人入胜的开场：一个好的短视频需要具有吸引人的开场，能够引起观众的关注和兴趣。所以，短视频的开场应该简洁明了、生动有趣，能够迅速概括视频主题，让观众在短时间内了解视频内容。

2）准确清晰的讲解：一份好的健康传播材料需要有准确清晰的讲解。短视频要通过简单易懂的方式，准确传递科学知识。为此，制作人需要事先做好充分的内容准备，将知识点讲解得又生动又简洁。

3）合理的画面：设计画面对于短视频的影响不可忽略，好的画面设计能够更好地表现视频主题、鼓舞观众情绪。因此，一个好的短视频需要有合理的画面设计。画面要符合视频主题，美观大方，通过画面设计表现出视频主题。

4）丰富多彩的内容形式：一份好的健康传播材料需要丰富多彩的内容形式。制作人可以通过搜集、整理多种形式的内容，将其有机结合在一起，形成一个生动、丰富、多彩的短视频。这种形式可以更好地吸引观众注意力。总之，在制作短视频健康传播材料时，我们需要注意开场引人、讲解准确、画面设计合理、内容形式多彩和朗朗上口的语言表达这几个要素，让我们的短视频更加有吸引力、有思想性。

（3）制作健康科普短视频需要使用一些专业的工具，这些工具具有以下特点：

1）视频制作软件：选择一款易于操作且功能强大的视频制作软件非常重要，如 Adobe Premiere Pro、Final Cut Pro、DaVinci Resolve 等。这些软件具有多种视频编辑和特效功能，可以制作出高质量的视频。

2）摄像设备：为了拍摄出清晰、高质量的视频，需要使用专业的摄像设备，如高清摄像机、数码相机等。这些设备能够捕捉高清的实景视频，并为观众提供更好的观看体验。

3）音频设备：音频质量对于视频的观感体验至关重要，因此需要使用高质量的麦克风和录音设备。这些设备能够捕捉清晰的声音和音效，并让制作人员在后期处理过程中更好地调整音量、音效和音乐。

4）其他：如果你想要做一些独特的短视频，可以尝试一些专业的 3D 制作软件，如 Cinema 4D 和 Blender。这些软件具有强大的 3D 建模和渲染功能，可以制作出非常逼真的场景和效果。不过，这些软件的学习曲线相对比较陡峭，需要一定的专业技能和时间投入。

总之，短视频制作工具有着不同的特点和适用场景。用户需要根据自己的需求、技能和硬件条件选择合适的工具来制作短视频。同时，通过学习和实践，我们可以不断提升自己的创作能力，创作出更加精彩的作品。

案例 7-2 分析讨论

1. 线上线下用户健康需求相结合。通过大数据分析，挖掘互联网用户关注的健康热点问题，更好地理解当前的健康趋势和主题，以明确健康科普方向及重点。通过梳理门诊、住院等临床常见问题，了解线下患者的健康信息需求。

2. 需要精准对接公众健康需求，明确健康科普方向及重点；目标人群分析，描绘用户画像，精准匹配健康科普信息；信息编制及内容加工；多维度信息审核及风险评估。

问题与思考

非传染性疾病，包括心脏病、脑卒中、癌症、糖尿病和慢性肺病等所致死亡人数合计占全球所有死亡人数的近 74%。非传染性疾病的增加主要由 4 大风险因素——烟草使用、缺乏身体活动、有害使用酒精和不健康饮食，以及现有非传染性疾病患者无法获得非传染性疾病筛查、治疗和护理驱动。减少非传染性疾病死亡的最重要方法之一是控制导致非传染性疾病发展的风险因素。这些措施包括减少使用烟草和有害使用酒精，保持积极的生活方式和健康饮食。采取行动实现这些目标是各国减少非传染性疾病死亡人数的经济有效方式。在《联合国 2030 年可持续发展议程》中，非传染性疾病被视为一项重大的全球挑战。该议程设定了到 2030 年将非传染性疾病导致的过早死亡减少三分之一的具体目标。

问题：

1. 制作健康传播作品要遵循哪些原则？

2. 不同类型健康传播作品的特点是什么？

3. 请结合非传染性疾病的 4 大风险驱动因素设计一张健康传播海报。

（段　培）

第三节　健康传播作品展示及评价

案例 7-3　　　　做好健康传播，助力健康中国

2016 年 8 月，全国卫生与健康大会明确提出"要把人民健康放在优先发展的战略地位""努力为人民群众提供全生命周期的卫生与健康服务"。这种服务包含了宣教、预防、保健、康复、护理多个层面。同年 10 月，中共中央、国务院发布《"健康中国 2030"规划纲要》，纲要从"普及健康生活、优化健康服务、完善健康保障、建设健康环境、发展健康产业、健全支撑与保障"

六大方面全面梳理了"健康中国"作为国家战略重要组成部分的主旨内涵。纲要的发布，表明当前大健康发展已经成为我国的国家战略和人民的最高需求，大健康产业即将启动，大健康传播应运而生。在这一背景下，与"大健康"息息相关的各领域的发展也亟需专业人才的支持。

科普中国是中国科协为深入推进科普信息化建设而塑造的全新品牌，包含健康在内的 10 个科普板块，以科普资讯、科普视频等 6 种方式向公众展示各个领域的科普知识。根据中国科普统计，2006～2020 年，我国科普创作人员从 0.87 万人增加到 1.85 万人，增长幅度接近 113%；科普图书出版种数由 3162 种增加至 10 756 种，增长幅度超过 240%。

2022 年 11 月 19 日，第三届健康中国创新传播大会在江苏召开。大会开幕式上，詹启敏与马丁、王琦等 21 名中国科学院、中国工程院院士联名发起《守护人民生命健康传播时代健康强音》倡议，呼吁广大医务工作者和传播工作者积极投身到健康传播事业。倡议包括 5 项内容：秉承人民情怀，坚持健康传播为人民；弘扬科学精神，提升健康传播权威性；履行主体责任，共建健康传播新生态；坚持守正创新，助力健康传播进万家；强化伦理意识，坚守健康传播价值观及实现健康中国梦，开创健康传播新未来。

问题：
1. 健康传播作品的传播和展示方式有哪些？
2. 针对日益增长的健康传播作品，我们应该如何去甄别优劣？
3. 保证健康传播作品质量的途径有哪些？影响健康传播作品传播的因素有哪些？
4. 作为新时代青年，我们可以从哪些方面提高自身素质，成为一名合格的健康传播者？

健康是每一个人的心愿，也是社会持续稳定发展的前提条件。人类生存质量的不断提高要求人们持续关注自身健康、公共卫生、健康教育与健康素养等议题，并积极参与其中。

健康传播主要指健康信息的传递和分享的行为与过程，其意义在于让大众建立起以事实和概念为依据的理性医学观念，健康传播也被视为是强调"应用"特质的行为科学，辐射大众传播、组织传播和人际传播。根据世界卫生组织研究，人的行为方式和环境因素对健康的影响越来越突出，"以疾病治疗为中心"难以解决所有健康问题，也不可持续。而无论是健康教育还是健康促进工作，都离不开健康信息的传播与行为科学的引导，尤其是在媒介化社会的当下，媒体对于健康信息的传播起到了至关重要的作用，也因此需要对于健康信息设计、媒体传播，以及传播效果进行及时、深入的思考和探究。

一、健康传播的要素

传播的定义：传播是一种社会性传递信息的行为，是个人之间、集体之间及个人与集体之间交换、传递新闻、事实、意见的信息过程。传播主要涉及以下几个要素：传播者、受传者、信息、传播媒介及传播效果（图 7-1）。

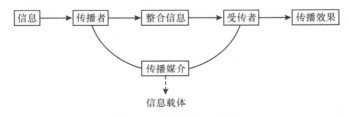

图 7-1　健康传播 5 要素

在健康传播的要素中，信息的呈现方式及传播媒介的选择决定了健康传播作品的展示和传播方式。

二、健康传播作品展示

健康传播作品要用民众喜闻乐见的方式进行创作，好的创作及展示形式能使作品锦上添花，起到事半功倍的效果。健康传播作品展示方式多种多样，如文字、图片、动画等，互联网的兴起又进一步增加了各种科普作品的共享渠道。

随着信息技术的飞速发展，健康传播作品的展示通常是多种形式的结合，如第七届"中国科普作家协会优秀科普作品奖"金奖图书《活出健康：免疫力就是好医生》，读者扫描书中的二维码，即可观看相关图片和视频，突破了图书在图文方面的限制，使图书内容得到拓展和延伸。针对不同的人群设置适合的展示途径是增加健康传播作品流传度的关键。

三、健康传播作品展示途径

健康传播作品展示途径主要包含以下几个方面：①表演类，包括演讲、歌舞、小品、相声、情景剧等；②视频类，如公益广告、微视频、长视频、电视栏目等；③音频类，如健康科普专题音频、广播剧、有声书等；④图文类，如科普图书、科普文章、手折页、一图读懂（长图）、海报等；⑤网络账号类，如卫生健康系统各单位及健康科普传播机构建立的健康科普类微博、微信公众号，提供健康资讯、科普知识、政策解读等健康信息以及在线健康服务。健康传播作品展示途径的选择取决于健康信息的内容及传播者自身的取向和偏好。

疫情期间，网络直播行业发展迅速，凭借其不受空间和时间限制、可以反复观看的优势，获得了许多新功能，各种健康知识如居家健身、健康饮食等以直播形式出现在大众面前，起到了很好的传播效果。

四、健康传播作品评价

健康传播作品的质量直接关乎广大人民群众对健康相关知识的理解及健康相关行为的实施，通常是由多方面因素共同决定的。

1. 健康传播作品的创作者 一直以来，科普界始终呼吁让更多科研人员加入科普创作队伍。2017 年，中国科普作家协会荣誉理事卞毓麟提出"元科普"概念，号召在科研领域第一线的领军人物生产优秀科普作品，因为他们熟悉本领域科学前沿，了解相关知识由来，对该领域未来发展有理性展望，且有切身独特感悟。一般来说，创作者的经验积累及专业程度是一部传播作品的内容质量保证之一。

2. 健康传播作品的创作态度 作者的创作思想必须与我国的各项方针政策相一致，在创作中同时还要对科学怀揣敬畏之心，保持内容准确、严谨，不能单纯追求点击率和流量，为吸引眼球而去充当"标题党"。

3. 健康传播作品的内容质量 健康传播作品的内容必须强调科学性，且传播内容必须是公认的、已具有实践基础的理论或者有真实的临床实践事实为依据，不能随意歪曲事实，也不能背离基本的常识和原则，将一些尚未成熟、尚未定性、尚未被公认的科学假说作为健康传播的内容进行宣扬；还要从实际生活出发，在普及健康知识的同时还要传播科学文化，要把尊重人、关怀人、爱护生命、照护心灵放在重要位置，所以科普作品要充满人文情怀，要有温度。

4. 健康传播作品的本质要求 健康传播作品必须忠实于客观事实，要对复杂问题进行简洁化、通俗化、生动化的处理，增加作品的可阅读性，同时还需要具有鲜明的观点、准确的描述和肯定的结论。

5. 健康传播作品的社会反响 健康传播作品的评价内容之一是作品与受众之间的互动性，即作品在影响受众后获得的信息反馈，构成一个良性的信息传播循环。从这个角度上看，发行量、收视率、点击率、回复量等均须纳入评价体系。

五、健康传播作品质量控制途径

1. 增加优质健康科普知识供给　加大健康科普知识供给力度，支持并鼓励医疗卫生行业与相关从业人员创作和发布更多更优质的健康科普作品，从供给端来控制健康传播作品的质量。例如，①可通过多种渠道不断吸纳具备较高的专业技术水平和社会影响力、热心健康科普和传播工作的专家进入健康科普专家库，充分发挥专家的技术支撑作用，为开展健康科普知识的审核提供支持；②各医疗卫生机构网站可根据本机构特色设置健康科普专栏，为社区居民提供健康讲座和咨询服务；③宣传、网信、广电部门可开展健康知识的宣传和普及，鼓励、扶持新闻媒体在条件成熟的情况下开办优质健康科普节目专栏，并推动网络新媒体利用大数据等技术，为公众提供精准化的健康科普知识；④媒体可开展健康知识的公益宣传，并充分用好融媒体传播手段，有条件的在新媒体端开设健康科普专栏、话题等，为公众提供更实用的健康科普知识；⑤鼓励全社会积极开展健康科普传播活动，增加健康知识传播频率，扩大健康知识传播范围，满足公众多样化的健康知识需求。

2. 落实健康科普知识发布和传播主体责任　各主体主办单位应当履行信息内容管理主体责任，加强自身健康科普知识发布和传播管理，健全健康科普知识生产、审核、发布等管理制度，明确具有相关专业背景的健康科普知识编辑与审核人员，常规性审查本机构发布知识的科学性、准确性和适用性。

制作、发布和传播的健康科普信息应经由相应领域的专家进行编写与审核，并符合有关要求。中央级媒体开展健康科普活动时优先邀请国家健康科普专家库成员，鼓励省级媒体开展健康科普活动时优先邀请省级以上健康科普专家库成员。鼓励媒体将健康科普专家纳入到健康类节目、栏目和健康公益广告的审核团队，依托专业力量，提升健康科普节目、栏目、公益广告的质量。涉及互联网用户公众账号信息服务的网站平台对申请注册从事健康科普知识生产的公众账号，应当要求用户在注册时提供其专业背景，以及依照法律、行政法规获得的职业资格或者服务资质等相关材料，并进行必要核验。

3. 健全健康科普知识发布与传播监管　各地各部门应当切实履行职能职责，依法依规加强对健康科普知识发布与传播的监督管理。卫生健康行政部门应当与相关部门建立协调联动机制，加强健康科普知识监测与评估，推广科学性强、传播效果好的健康科普作品，并加强虚假健康信息传播处置力度，通过政务服务便民热线等渠道接受社会各界的监督，对出现较多虚假信息且影响较大的健康科普知识发布和传播主体及时向主管部门进行通报，对于传播范围广、对公众健康危害大的虚假信息，组织专家予以澄清和纠正。

宣传、网信、广电等部门会同卫生健康、中医药等相关部门应当加强对发布和传播健康科普知识信息的审核，及时删除虚假健康信息，防止误导群众。对发布和传播虚假健康信息的违法行为及其责任主体，依法依规予以处理。各健康科普知识发布和传播主体根据自身情况建立舆情反应机制和虚假信息举报制度，稳妥做好舆情处置和受理投诉等工作，并积极配合有关主管部门依法实施监督检查。鼓励社会各界广泛参与健康科普知识监督，切实加强政府、各健康科普知识发布和传播主体与公众之间的有效交流和沟通，构建健康科普知识发布和传播规范管理的良好环境。

案例 7-3 分析讨论

1. 健康传播作品展示方式主要包括表演类、视频类、音频类、图文类、网络账号类 5 种。

2. 针对日益增长的健康传播作品，我们可以通过对作品质量的评估来判断其优劣。首先评估作品的创作者在其研究领域是否具有深厚的理论与实践积淀；其次需要仔细阅读作品，看是否提供了明确、准确的信息，并且是否与权威机构的观点一致，注意是否使用科学、客观的语言来传递信息，是否存在夸大事实、误导性陈述或者不完整的信息；再次，了解作者或机构的立场和动机，以确定是否存在利益冲突或偏见，一些作品可能是由某些商业机构或组织资助的，这可能会影响其内容的客观性；最后获取多个来源的信息可以帮助我们更全面地了解一个问题，比较不同作品之间的观点和证据，以便形成自己的判断。

3. 通过增加优质健康科普知识供给、落实健康科普知识发布和传播主体责任、健全健康科普知识发布与传播监管等途径可以有效保证健康传播作品的质量。影响健康传播作品传播的因素包括：①传播渠道。不同的传播渠道会对作品的传播产生不同的影响。例如，传统媒体如电视、报纸和广播可以覆盖广泛的受众，而社交媒体则可以迅速传播信息但可能存在信息不准确的问题。②受众特征。受众的特征和兴趣会影响他们对健康传播作品的接受程度。例如，年龄、性别、受教育程度、文化背景和健康知识水平等都会影响受众对作品的理解和接受程度。③作品内容和形式。作品的内容和形式对于传播的效果起着重要作用。内容应该准确、可信，并且能够引起受众的兴趣和共鸣。形式可以是文字、图片、视频等，不同形式的作品会对受众产生不同的影响。④传播者的影响力和可信度。传播者的影响力和可信度对于作品的传播效果至关重要。如果传播者具有专业知识、声誉和影响力，受众更有可能接受和传播作品。⑤社会和文化环境。对健康传播作品的接受和传播也有影响。不同文化对健康问题的认知和态度可能存在差异，这会影响作品在不同文化背景下的传播效果。⑥传播策略和技巧。采用适当的传播策略和技巧可以增强作品的传播效果。例如，利用故事性的叙述、情感激发、个人化的信息等可以增加受众的参与度和共鸣。

4. 作为新时代的青年，提高自身的素质并成为一名合格的健康传播者，可以从以下几个方面着手：①健康知识的学习。了解健康知识是成为一名合格的健康传播者的基础。通过阅读可靠的健康信息、参与相关培训和课程，不断学习健康知识，提高自己的专业素养。②发展批判思维和科学精神。培养批判思维能力，学会分辨信息的真实性和可靠性。保持科学精神，遵循科学方法，基于证据进行健康传播，避免误导和不准确的信息。③提升沟通和表达能力。良好的沟通和表达能力对于有效传播健康信息至关重要。学习如何清晰、简洁地表达观点，倾听他人的意见和反馈，以及如何运用适当的沟通技巧与受众建立连接。④培养多学科的知识和综合能力。健康问题往往涉及多个学科领域，如医学、心理学、营养学等。努力学习和了解相关学科知识，培养综合能力，能够综合各种信息和观点，提供全面和准确的健康传播。⑤倡导健康生活方式。作为健康传播者，自身也要成为健康的榜样。积极倡导健康的生活方式，如均衡饮食、适量运动、良好的睡眠等，通过自身的行为影响他人，传递健康的价值观。⑥关注社会问题和公共卫生。了解社会问题和公共卫生议题，关注健康不平等、健康教育等社会问题。积极参与相关活动，推动社会的健康发展。⑦提升数字素养。随着数字化时代的到来，掌握数字技术和媒体素养对于健康传播者至关重要。学习如何有效利用社交媒体和数字工具传播健康信息，同时也要注意信息的准确性和可靠性。⑧持续学习和反思。健康领域的知识和信息不断更新和演变，作为健康传播者，要保持持续学习的态度，不断更新自己的知识和技能。同时，要反思自己的传播方式和效果，不断改进和提高。

知识链接

1. 期刊论文：基于 CiteSpace 的国内医院健康科普传播可视化分析
2. 中医药科普作品的评价标准
3. 科普中国网（http://www.kepu.gov.cn）
4. 中国大学慕课：暨南大学《健康传播：基础与应用》

问题与思考

1. 健康传播作品的不同展示方式对受众健康信息接受程度的影响有哪些？
2. 健康中国建设背景下城镇居民健康科普需求及其实现路径有哪些？

（秦静雯）